王盛章·编著

心脑血管
植介入器械建模仿真与应用

上海科学技术出版社

图书在版编目（CIP）数据

心脑血管植介入器械建模仿真与应用 / 王盛章编著
. -- 上海 : 上海科学技术出版社, 2024.1
ISBN 978-7-5478-6452-4

Ⅰ. ①心… Ⅱ. ①王… Ⅲ. ①心脏血管疾病－介入性
治疗－医疗器械－系统建模②脑血管疾病－介入性治疗－
医疗器械－系统建模③心脏血管疾病－介入性治疗－医疗
器械－系统仿真④脑血管疾病－介入性治疗－医疗器械－
系统仿真 Ⅳ. ①R540.5②R743.05

中国国家版本馆CIP数据核字(2023)第225771号

心脑血管植介入器械建模仿真与应用

王盛章　编著

上海世纪出版(集团)有限公司
上海 科 学 技 术 出 版 社　出版、发行
(上海市闵行区号景路 159 弄 A 座 9F－10F)
邮政编码 201101　　www.sstp.cn
上海光扬印务有限公司印刷
开本 787×1092　1/16　印张 10.5
字数 230 千字
2024 年 1 月第 1 版　2024 年 1 月第 1 次印刷
ISBN 978－7－5478－6452－4/R·2916
定价：98.00 元

内容提要

心脑血管疾病是当前导致人类死亡最多的疾病。外科治疗和介入治疗是心脑血管疾病治疗最主要和最有效的方式。在治疗过程中需要使用各种植介入器械,包括血管支架、人工心脏瓣膜、心室辅助泵等。计算机建模仿真可用于定量评价植介入器械治疗后的效果,也可以用于手术规划,因此有着非常广泛的应用。本书主要介绍编织型支架、覆膜支架、人工心脏瓣膜、轴流式血泵等器械的计算机建模仿真方法以及在器械研发和手术规划中的应用。

本书共 5 章。第 1 章是基础知识简介,介绍与心脑血管植介入器械建模仿真相关的各种基础知识,包括心脑血管系统最常见的医学成像技术、计算机建模技术以及数值仿真方法。第 2 章是编织型支架建模仿真与应用,介绍常用于颅内动脉瘤介入治疗的编织型支架的有限元建模和仿真方法,并以此为基础研究血流导向装置在治疗颅内动脉瘤时"推密"手法对其血液动力学特性的影响等。第 3 章是覆膜支架建模仿真与应用,介绍常用于主动脉夹层和主动脉瘤介入治疗的覆膜支架的有限元建模和仿真方法,并以此为基础定量研究覆膜支架植入后引起的支架源性破口的生物力学机制。第 4 章是人工心脏瓣膜建模仿真与应用,建立基于有限元仿真的虚拟手术方法和基于浸没边界法的心脏瓣膜流固耦合数值仿真方法,并以此为基础研究心包胶原纤维排列方向对自体心瓣对主动脉瓣修复术的影响。第 5 章是心室辅助泵建模仿真与应用,介绍通过虚拟手术将一种轴流血泵植入 TCPC 的下腔动脉,利用计算流体力学仿真研究轴流血泵植入后的压力-流量输出特性以及溶血风险和血栓形成风险。

本书可以为心脑血管植介入器械研发人员、科研工作者以及临床医生在计算机建模仿真方面提供帮助,也可以作为生物力学、生物材料、植介入医疗器械等相关专业研究生的教学参考书。

前　言

心脑血管疾病是当前导致人类死亡最多的疾病。外科治疗和介入治疗是心脑血管疾病治疗最主要和最有效的方式。在治疗过程中需要使用各种植介入器械,包括血管支架、人工心脏瓣膜、心室辅助泵等器械。近年来,心脑血管植介入器械的临床应用发展迅猛,市场规模越来越大,各种创新性产品越来越多。如何准确地评估这些器械植入后的效果和风险是目前研发企业和器械审评中心非常关注的问题,计算机建模仿真为定量评估植介入器械治疗后的效果提供了一种方便、可行、成本低廉的方法。另外,随着精准医疗的发展,手术规划和预后评估也越来越成为临床上非常关心的问题,计算机建模仿真同样在这方面发挥着非常重要的作用。

心脑血管植介入器械的建模仿真是一个多学科交叉的研究领域,它涉及基础医学、临床医学、机械设计、加工制造、力学、计算方法、程序设计、图像处理等很多知识。复旦大学生物力学研究所心脑血管生物力学与植介入器械实验室长期从事相关问题的研究,开发了一系列心脑血管植介入器械建模仿真方法和平台。本书就是对前期相关研究工作的总结,主要包括编织型支架、覆膜支架、人工心脏瓣膜、轴流式血泵等植介入器械的计算机建模仿真方法及相关应用。

本书共 5 章。

第 1 章是基础知识简介,主要介绍与心脑血管植介入器械建模仿真相关的各种基础知识,包括心脑血管系统最常见的医学成像技术、计算机建模技术以及数值仿真方法。事实上,关于医学成像技术和计算机数值仿真方法的各种专著有很多,而且很多专著对相关内容介绍得更加深入和专业,有兴趣的读者可以根据需要查阅相关的专著进行更深入的学习。

第 2 章是编织型支架建模仿真与应用,介绍常用于颅内动脉瘤介入治疗的编织型支架的有限元建模和仿真,包括编织型支架的模型构建、基于有限元的编织型支架植入过程的有限元仿真,并以虚拟植入为基础研究血流导向装置在治疗颅内动脉瘤时"推密"手法对其血液动力学特性的影响等。

第 3 章是覆膜支架建模仿真与应用,介绍常用于主动脉夹层介入治疗的覆膜支架的有限元建模和仿真,包括覆膜支架模型构建以及虚拟植入过程的有限元仿真,并以此为基础分析同一款型不同植入位置、不同款型覆膜支架植入相同位置后支架丝对血管壁的应力分析,从而定量研究覆膜支架植入后引起的支架源性破口的生物力学机制,并进一步通过动物试验进行方法和结果的验证。

第 4 章是人工心脏瓣膜建模仿真与应用,介绍使用计算机建模和仿真的方法研究自体心包心脏瓣膜修复技术,建立基于有限元仿真的虚拟手术方法和基于浸没边界法的心脏瓣膜流固耦合数值仿真方法,并以此为基础研究心包胶原纤维排列方向对自体心瓣主动脉瓣修复术的影响,从血液动力学性能和疲劳性能等角度讨论自体心包修复术中胶原纤维角度匹配的必要性。

第 5 章是心室辅助泵建模仿真与应用,介绍一种用于改善先天性心脏病患者 TCPC 结构动力不足问题的方案,通过虚拟手术将一种轴流血泵植入 TCPC 的下腔动脉,利用计算流体力学仿真研究轴流血泵植入后的压力-流量输出特性以及溶血风险和血栓形成风险,并比较单相流仿真和多相流仿真在结果方面的差异,对心室辅助装置的建模仿真和虚拟手术提出一套完整的解决方案。

本书编写过程中得到很多同事、合作伙伴、研究生等的支持和帮助。感谢首都医科大学附属北京天坛医院杨新健教授、复旦大学附属华山医院张晓龙教授、复旦大学附属中山医院董智慧教授和魏来教授、复旦大学附属儿科医院贾兵教授和张惠锋副主任医师等临床专家在相关研究工作中对于临床问题的指导,并且提供了大量的临床数据。感谢作者所在团队研究生勤奋努力而卓有成效的工作,使本书在编写时有充足的资料。本书的大部分内容来源于蔡云寒、孟庄源、冯勇、刘旭东等的硕士或博士毕业论文。感谢作者所在团队研究生在本书编写整理过程中的辛勤付出。感谢上海科学技术出版社为此书的成功出版所做的努力。本书所涉及的知识面广泛,由于作者学识有限,书中肯定存在不准确或错误之处,还请各位读者指正。

作　者
2023 年 9 月

目 录

第 3 章 覆膜支架建模仿真与应用

第 4 章　人工心脏瓣膜建模仿真与应用

第 5 章　心室辅助泵建模仿真与应用

第 1 章　基础知识简介

心脑血管植介入器械的建模仿真是一个多学科交叉的研究领域,它涉及基础医学、临床医学、机械设计、加工制造、力学、计算方法、程序设计、图像处理等很多知识。本章主要介绍与心脑血管植介入器械建模仿真相关的医学成像技术、计算机建模技术及数值仿真方法的基础知识,这样可以帮助读者更好地理解和学习本书后续的内容和知识。

1.1　医学成像技术

心脑血管植介入器械的计算机建模和仿真的步骤是:首先建立心脑血管和植介入器械的三维几何模型,接着基于几何模型进行网格划分、赋予材料参数、施加边界条件,从而建立数值仿真模型,然后选择合适的求解器进行相关问题的数值仿真,最后对仿真结果进行后处理,获得应力、应变、速度、压力等的分布。其中三维几何建模是第一步,一般是利用计算机辅助设计(CAD)软件建立人体的平均化模型或者根据医学影像数据建立患者特异性模型。建立患者特异性模型需要大量处理医学影像数据,特别是需要进行医学影像的分割和三维重建,因此需要了解和掌握主要医学成像技术的原理,以及简单的图像处理和三维重建的方法及相关软件。本节主要介绍常用于心脑血管系统的四种成像技术:数字减影血管造影(digital subtraction angiography, DSA)、计算机断层成像(computed tomography, CT)、磁共振成像(magnetic resonance imaging, MRI)和超声成像(ultrasound, US)。

1.1.1　数字减影血管造影

血管造影(angiography)是一种专业的血管成像方法,它利用 X 线无法穿透显影剂的特性,将显影剂注入血管里,通过显影剂在 X 线下所显示的影像来显示血管。与常规的血管造影不同的是,数字减影血管造影是将血管造影的影像进行数字化处理,用造影后的影像减去同一位置的造影前的影像,从而消除骨骼和软组织影像的影响,获得只有血管的影像。其特点是图像清晰、分辨率高,观察血管病变、血管狭窄的定位和测量准确,可以为诊断及介入治疗提供真实的立体图像。此外,在造影剂快速注射过程中,还可以观察含有造影剂的血液的流动顺序及心脏和大血管充溢情况,从而了解心脏和大血管生理状态和解剖结构的变化。DSA 的应用极大地推动了心脑血管疾病的诊断和治疗,它主要应用于冠心病、心律失常、瓣膜病、先天性心脏病、主动脉疾病、外周血管疾病及脑血管疾病的诊断和介入治疗。由于 DSA 的诊断准确性高,其成为心脑血管疾病和冠脉疾病诊断的"金标准"。DSA 需要经股动脉中插入导管并通过导管在需要成像的心脑血管中注射造影剂,是一种有创检查;此外,由于造影剂会增加肾脏的负担,它不适合肾功能不全的患者。

常规的 DSA 是平面投影图像,当它用于颅内血管成像时,由于颅内血管迂曲复杂,DSA 影像常存在病变血管和四周血管交叠的关系,难以将病变血管的整体形态清晰、有效地显示出来,从而影响医生的诊断。为了克服 DSA 平面投影图像的缺点,基于 C 臂机的三维旋转 DSA(3D - DSA)就被开发了出来。它能使 X 线球管作旋转运动,进行 180°的扫描,获得的 100 帧以上的影像数据输送到 3D - DSA 工作站,通过三维重建可获得血管的三维几何形态[1]。利用 3D - DSA 工作站可以获得清晰、具有很高分辨率的脑血管三维几何形态,并可以对动脉瘤等病灶的各种几何参数进行准确测量[2]。图 1 - 1 所示为脑血管造影,其中图 1 - 1a 是脑血管二维 DSA 图,图 1 - 1b 为 3D - DSA 经三维重建后的脑血管三维图像。DSA 只能实现单侧脑血管成像,如果需要双侧成像需要做两次 DSA 检查。

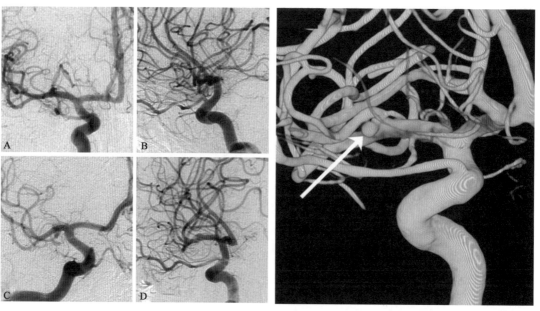

(a) 四个不同角度的DSA血管影像　　　　(b) 3D-DSA三维重建后的血管影像(箭头所指为动脉瘤)

图 1 - 1　脑血管 DSA 和 3D - DSA 影像

1.1.2　计算机断层成像

计算机断层成像是采集 X 线穿过人体的衰减数据,根据 X 线衰减数据与组织吸收系数之间定量关系,利用数学算法通过计算机重建获得每个体素的吸收系数从而获得 CT 图像。体素是一个三维概念,对应于 CT 图像的参数包括平面上 X 方向和 Y 方向的分辨率及 Z 方向(轴向)的层厚。像素是一个二维概念,代表的是平面断层图像的分辨率。虽然通常所看到的 CT 影像是二维的像素,但实际上它包含了三维体素的信息。CT 成像设备常见的 64 排、128 排、256 排等参数代表探测器的排数,探测器排数越多,同一时间采集的射线数量越多,从而可以提高图像在轴向的分辨率,减少扫描时间和辐射剂量。

CT 血管成像(computed tomography angiography, CTA)是通过往静脉中注射造影剂,从而使全身血液的吸收系数增加,经 CT 扫描和计算机图像重建后,可以三维显示脑血管、心脏、冠脉、主动脉等血管系统,可以部分取代 DSA 检查[3]。CTA 检查只需静脉注射而不需要股动脉插管,创伤和费用小于 DSA,但是其空间分辨率不如 DSA,且不能进行实时成像。图 1 - 2a 和 b 分别为颅骨减影前后的 CTA 断层图像(其中脑组织中间的白色区域为血管内腔),而图 1 - 2c 为根据 CTA 断层图像进行分割和三维重建后得到的脑 Willis 图像。关于图像的分割和重建,可以参考本书 1.2.1 的内容。

1.1.3　磁共振成像

磁共振成像是利用射频电磁波对置于强磁场中含有氢原子核的物质进行激发,产生核磁共振现象。根据 Lamor 定律,不同强度的外加磁场导致氢原子核发生核磁共振的频率不同,因此通过梯度磁场可以实现空间定位。用不同的射频信号选择性地激发对应的氢原子核,不断变化的梯度磁场与对应变化的射频信号配合,从而达到空间定位的目的。磁共振成像设备中常见的 1.5T、3.0T 代表的是外加磁场的强度,磁场强度越大则磁共振成像的空间分辨率就越高。

MRI 具有很多优点:多参数成像,可提供丰富的诊断信息;高对比度成像,可获得详尽的解剖图谱;任意层面断层,可以从三维空间观察人体;不使用造影剂,可观察心脏和血管结构;无电离辐射,一定条件下可进行介入 MRI 治疗;无气体和骨伪影的干扰。但是 MRI 成像的扫描时间较长,容易出现运动伪影。

磁共振血管成像(magnetic resonance angiography, MRA)是利用磁共振成像技术获得血管内腔影像的技术。MRA 与 DSA 和 CTA 不同,它既没有电离辐射,也可以不注射造影剂,因此是真正的无创血管造影术。常用的 MRA 方法有三种:时间飞跃法(TOF)、相位对比磁共振血管成像(phase contrast MRA, PC - MRA)及对比增强磁共振血管成像

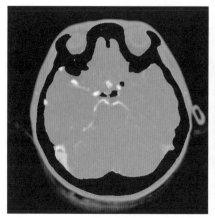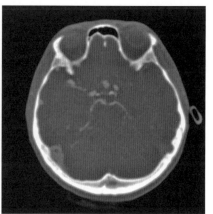

(a) 减影前的断层图像　　　　　　　　　　(b) 减影后的断层图像

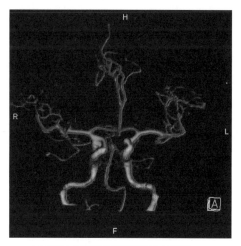

(c) CTA三维重建后的脑Willis环图像

图1-2　脑血管 CTA 影像

（contrast enhanced magnetic resonance angiography，CE－MRA）。MRA 的缺点是扫描时间长，图像分辨率比 DSA 和 CTA 低，且血管的图像边缘较为模糊，因此可能无法准确判断血管的狭窄程度。

　　MRA 一般用于心脑血管疾病的筛查，特别是用于不容易受心跳和呼吸影响的脑血管疾病的筛查[4]。图1-3a 和 b 为两张头部 MRA 断层图像（脑组织中间白色部分为血管内腔），图1-3c 为对 MRA 断层图像进行分割和三维重建后得到的脑 Willis 环图像。

　　相位对比磁共振成像（phase contrast MRI，PC－MRI）利用血液流动产生的相位变化测量血流速度，是一种既能显示血管解剖结构，又能提供血流方向、血流速度及流量等血液动力学信息的磁共振技术。这种成像技术依赖于磁共振信号的相位信息，使用双极梯度磁场可以对磁共振信号相位偏移进行编码，根据相位偏移与质子运动速度的关系获得

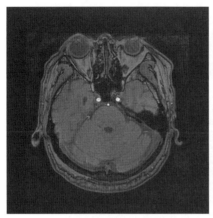
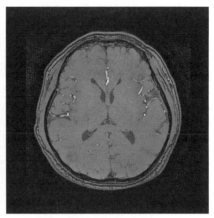

(a) 头部MRA断层图像（靠近底部） (b) 头部MRA断层图像（靠近顶部）

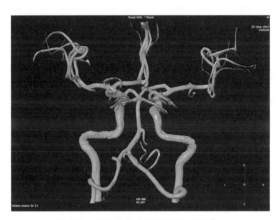

(c) MRA三维重建后的脑Willis环图像

图 1-3 脑血管 MRA 影像

血流速度信息。PC-MRI 目前已经广泛应用于临床,二维的 PC-MRI 技术可以测量动脉和静脉内血流速度,如图 1-4 所示。三维 PC-MRI 成像可以重建出血管内三维血流的动态影像,称为 4D Flow 技术,如图 1-5 所示。其中左侧灰度图为三个方向的速度分量,右侧彩色图为重建后的主动脉内的血流速度分布。最常见的一个临床应用是在心脏瓣膜附近的血流成像,测得的血流速度可用于评估瓣膜病的严重程度和量化射血分数。由于PC-MRI 技术可以获得血管内各个位置的动态血流速度,因此在心脑血管系统的计算流体力学仿真中具有非常重要的应用价值,它既可以作为获取准确的边界条件的手段,又可以对仿真结果进行验证。但是,由于速度编码分辨率的限制,当血管内速度的范围较大时,4D Flow 的测量误差会比较大,同时扫描时间较长且容易受呼吸等组织运动的影响[5]。

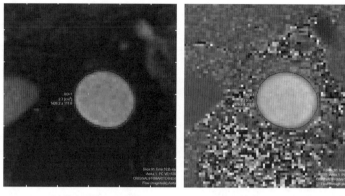

(a) 腹主动脉MRA影像　　　　　　　　(b) 腹主动脉PC-MRI影像

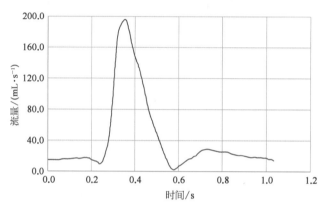

(c) 根据PC-MRI影像获得腹主动脉流量曲线

图 1-4　垂直于腹主动脉截面的二维 PC-MRI 影像及其所获得的流量曲线

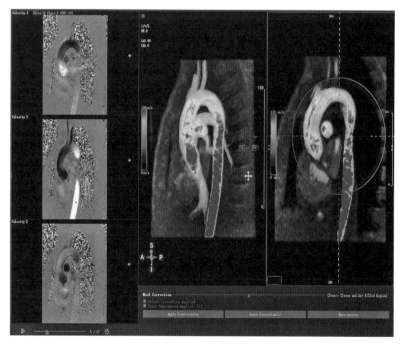

图 1-5　主动脉的 4D Flow 影像

1.1.4　超声成像

超声成像是利用超声波在不同生物组织中的声阻抗和衰减特性不同的特点,通过超声在人体组织内的反射、折射、衍射、散射、多普勒效应等现象进行医学成像的技术。常见的超声成像技术包括 A 型(幅度调制型)超声、B 型(亮度调制型)超声、M 型(动态)超声和多普勒超声等。

B 型超声是以亮度不同的光点表示接收信号的强弱,在探头沿水平位置移动时,显示屏上的光点也沿水平方向同步移动,将光点轨迹连成超声声束所扫描的切面图,成为二维断层图像。它以解剖形态学为基础,依据各种组织结构间的声阻抗差的大小以明(白)暗(黑)之间的灰度来反映回声之有无和强弱,从而分辨解剖结构的层次,显示组织脏器和病变的形态轮廓、大小及物理性质。B 型超声在检测血管疾病时,主要用于确定血管的位置及其走行,了解血管壁的情况,如内膜的连续性和光滑度,动脉内膜、中层和外膜结构的完整性,血管壁斑块的位置和回声特点等,并测量动脉内膜-中层的厚度(IMT)和斑块的大小。观察血管腔有无异常回声、狭窄或扩张,并根据狭窄后残留管腔测量其内径和面积,计算内径或面积狭窄百分比[6]。

多普勒超声是根据多普勒效应,通过测定血管中血细胞(主要为红细胞)与超声探头发射的脉冲波之间相对运动产生的频率差(多普勒频移),来反映红细胞的运动状态,从而获得血流速度和血流方向等信息。超声与血流之间的夹角会影响多普勒超声测量的血流速度的准确性。

基于这些超声技术开发出各种不同类型和不同用途的超声设备,常见的有彩色超声成像设备、血管内超声成像设备、经颅多普勒超声设备等。

彩色多普勒血流成像(color Doppler flow imaging, CDFI)就是基于 B 型超声技术和多普勒超声技术,将彩色多普勒血流图叠加到二维的 B 型超声图像上,用红、蓝颜色形象直观地显示血流信息,如血流速度、血流方向等。通常将朝向超声探头方向的血流用红色表示,背离超声探头方向的血流用蓝色表示,颜色的亮度(辉度)表示血流平均速度的大小。CDFI 可以利用 B 型超声确定血管的位置、测量血管的直径、计算超声波的方向和血流速度方向之间的夹角,利用多普勒超声测量血流速度,因此可以直观显示血管形态并准确测量血管中的多种血液动力学参数,如图 1-6 所示。图中右上角为颈动脉彩色超声成像图,下面是血流速度波形。利用 CDFI 可以测量颈动脉、椎动脉、外周血管等的直径、血流速度等数据,也可以用于测量心脏中的血流速度。CDFI 可以为心血管系统的计算流体力学建模仿真提供较为准确的边界条件,也可以用于仿真结果的验证。

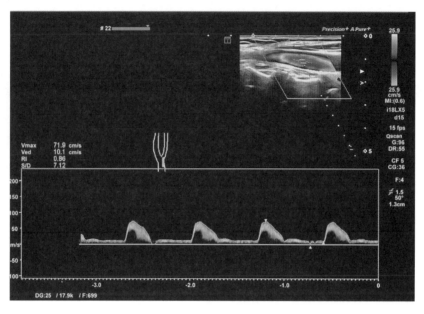

图 1－6　颈动脉 CDFI

1.2　计算机建模技术

计算机建模是通过医学影像数据或者计算机辅助设计软件建立心脑血管器官或者组织几何模型和植介入器械的几何模型,根据几何模型划分计算网格并确定适合的边界条件,从而建立数值仿真模型。本节主要介绍计算机建模常用的一些方法,包括基于医学影像的心脑血管系统的三维几何建模、基于 CAD 的植介入医疗器械几何建模及计算模型的网格前处理等内容,重点介绍 MIMICS、Geomagic Studio 和 Hypermesh 这三个较为常用的商业软件。事实上,除了这三个软件以外,还有大量的商业软件或者开源软件也可以实现类似的功能。

1.2.1　基于医学影像的几何建模

CT、MRI 等医学影像数据把特定部位的扫描信息储存为三维的矩阵,通过对这些矩阵信息(如灰度值等)进行处理,可以区分并还原组织和器官的形态和位置,该过程称为医学影像三维重建。心血管系统通常为腔体和管道结构,内部的血液与周围组织的成像性质有所差异,因此通过特定的筛选方式,即可对目标心血管区域进行重建。

MIMICS 是由比利时 Materialise 公司开发的一款集图像编辑、测量、可视化于一体的先进交互式医学影像处理软件,兼容 CT、MRI 等多种医学影像数据,并提供丰富的影像分割、编辑、数据建模等相关模块和工具[7]。下面以主动脉的影像三维重建过程展示

MIMICS 影像建模的基本功能和思路。

1）读取影像数据

首先把心脏 CT 扫描的 DICOM 格式数据读入 MIMICS 软件中,即可在视图窗口区域查看影像,其分别为冠状位、横断面和矢状位的视图(图 1-7)。通过设置灰度值显示的上下限,调整图像的对比度(图 1-8),可以使血管系统与周围组织更清晰地区分开来,方便使用者快速、准确地找到其目标的组织区域和器官部位。

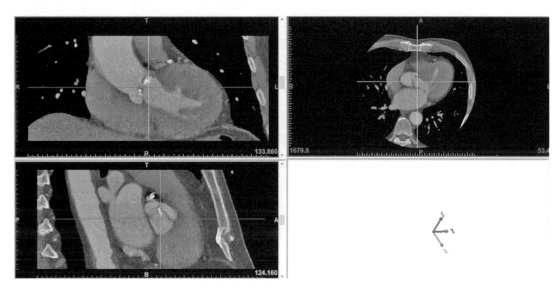

图 1-7　读取 DICOM 格式的影像数据

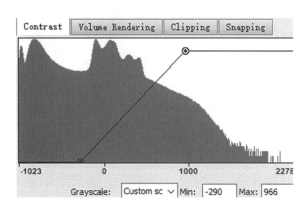

图 1-8　调整图像对比度

2）阈值筛选

在图层面板中创建图层,图层的信息是根据影像的灰度值进行建立的。通过灰度值的范围设置可对区间内的影像数据进行筛选,如图 1-9 所示。调节阈值筛选的范围,可在视图区看到图层区域的同步变化并以彩色高亮显示,以此确定阈值的选择范围,需要把目标建模区域包含在内。在本案例中,设置灰度值筛选区域为 226~2 278,即可筛选出主动脉所在的区域。

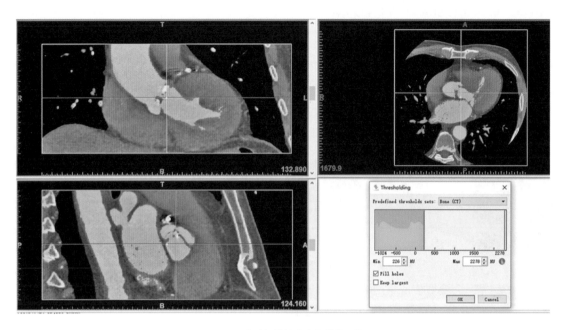

图 1-9　通过阈值筛选建立数据图层

　　阈值筛选的空间区域范围与影响数据的扫描空间等同,因而可能存在大片冗余区域进入筛选的图层,干扰建模。对筛选后的图层进行编辑,使用 Crop Mask 功能可实现对建模空间的调整,使建模空间缩小至主动脉附近区域,如图 1-10 所示。

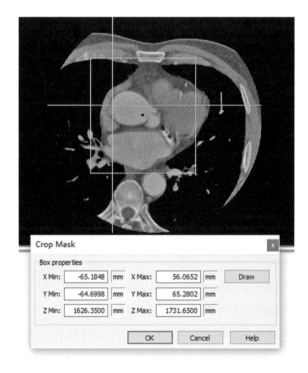

图 1-10　调节图层建立的空间区域

3）图像分割与编辑

由于其他一些组织的灰度值与血管相近,在建模空间中通过阈值筛选后的图层仍包含部分目标血管以外的其他组织,需要对图层进行进一步的编辑和精细化处理。MIMICS中提供的 Split Mask 功能可快速、智能地实现图像的分割。把目标建模区域(主动脉和心室部分)选取为主建模区域(Region A),其他多余区域(如脊柱、肺动脉等)选取为次建模区域(Region B),软件即可通过区域插值对图层进行智能分割,实现对干扰组织的清除,如图 1-11 所示。

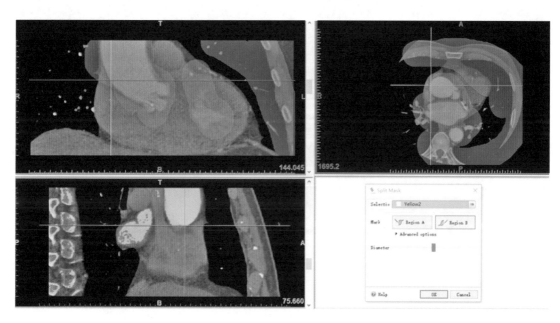

图 1-11　利用分裂图层清除多余的组织区域

此外,MIMICS 还提供了丰富的图层编辑功能,如 Edit Mask 等,可以对图层局部进行增加、擦除等精细化的编辑,从而只保留建模所需区域的像素点,如图 1-12 所示。MIMICS 还提供不同图层间的布尔运算功能,可以实现更精确、快速的建模。

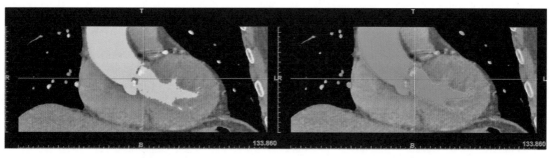

(a) 编辑前　　　　　　　　　　　　　　　　　　　　　　(b) 编辑后

图 1-12　图层编辑清除干扰的部分

4）生成三维血管模型

当图层编辑完成后，可以通过三维预览功能预览模型重建后的形态，如图 1 - 13 所示。根据预览的三维模型，进一步对图层进行编辑和处理，使得重建的模型符合目标预期。确认图层编辑完成后，通过 Calculate Part 功能就可以根据图层像素点位置生成三维的网格面片，并可以导出为 stl 文件，即完成目标血管影像的三维几何建模。

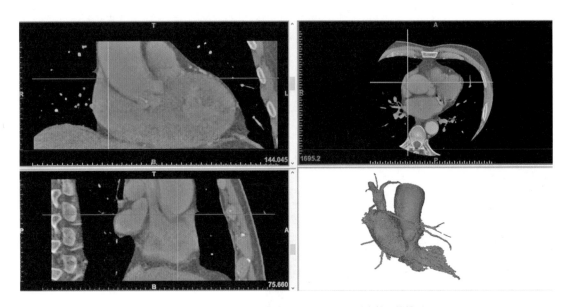

图 1 - 13　利用三维预览功能查看分割后图层所对应的三维模型

本节主要介绍了使用 MIMICS 进行影像三维重建的基本流程。如何正确地从影像中筛选出目标区域，是影像重建最关键的一步。MIMICS 软件提供了影像数据与对应三维模型实时同步交互的功能，大大降低了影像重建的难度。此外，重建完成后的模型表面一般均较为粗糙，在 MIMICS 中还能实现进一步的光滑等修复工作。

1.2.2　基于 CAD 的几何建模

数值仿真的流程主要包括几何建模、前处理、数值求解和后处理四大部分。几何建模通常是仿真的第一步，模型的准确度、保真度和复杂度对仿真结果有着重要的影响。CAD 通过图像处理、机械设计、图形学等技术创建出复杂的三维模型，目前已经成为数字化建模的主流代表。CAD 在医学建模中有着广泛应用，从人体结构的重建到医疗器械的设计优化，CAD 提供了丰富的建模方法和工具，可以满足人体错综复杂的生理建模和高精密医疗器械精细建模的需求，大大提高建模的效率和缩短设计更新迭代的周期。本节主要介绍常用的 CAD 软件——Geomagic Studio 和 Solidworks 的基本功能和用法。

1.2.2.1　Geomagic Studio

Geomagic Studio 是一款逆向工程三维建模软件。区别于传统的正向三维建模思路，

Geomagic Studio 实现"从有到无"的建模过程,通过逆向扫描建模把实物转化为点云数据,并通过三角面片自动形成精确的数字模型,并可以进一步输出为多种三维模型的标准格式,包括 stl、iges、step、parasolid 等众多 CAD 文件格式。该软件为 CAD、CAE 等建模分析工具提供了丰富的文件接口,软件中还融合了三维点云处理功能(实现对复杂几何体的高度还原)、三角网格编辑功能(对实体模型进行缺陷修复或简化处理),以及全面 CAD 造型设计和装配建模(辅助模型的二次建模或二次组合)等功能,大大提高了建模效率。

在心脑血管建模中,第一步通常需要根据医学影像的扫描数据进行逆向重建并提取出需要研究的血管分支,Geomagic Studio 所提供的逆向建模方案正好契合了心脑血管仿真建模工作中的需求。此外,受限于影像的分辨率和人体组织的复杂度,影像重建的形态往往存在形态上的不光滑或存在缺陷,难以直接用于仿真分析。而 Geomagic Studio 中的网格编辑功能可以很好地解决此问题,并根据研究需要对血管模型进行裁剪和分割等精细化处理,具有较高的自由度[8]。因此,Geomagic Studio 被广泛应用于生物力学的仿真建模,以下通过一个主动脉模型的重建过程对 Geomagic Studio 软件在心脑血管建模中的基本流程和常用操作进行简要介绍。

1) 点云数据处理

血管的医学影像经模型重建后一般储存为 stl 文件格式,可直接导入 Geomagic Studio 中进行处理。stl 文件本质上是点云的数据文件,它记录了点云的坐标和点之间的邻接关系。这种邻接关系一般使用三角形表示,即三个点构成一个基本的面片单元。图 1 - 14a 是点云的展示,图 1 - 14b 是由邻接关系生成的三角网格模型。由于扫描模型中噪声的存在,可能会造成三角网格模型中存在大量错误的网格面片,因此在模型重建前,需要先对点云数据进行去噪处理。Geomagic Studio 中带有减少噪声的功能,可以在模型导入之初,根据具体的模型选择合适的去噪强度对数据进行自动化处理。

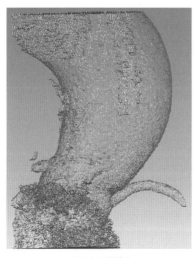 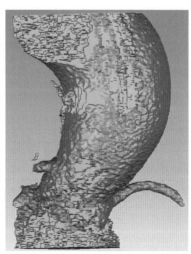

(a) 点云数据　　　　　　　　　　　　　(b) 三角网格面片

图 1 - 14　模型的点云数据重建

2）三角网格精细化处理

受限于软组织在扫描影像上的清晰度相对较差，以及去噪处理的不完全，血管模型表面经常呈现凹凸不平、满布褶皱的状态，并且三角面片也会出现相互交错折叠的现象，如图 1-15a 所示。这种模型无法直接用于网格划分或严重影响网格质量，因此需要使用 Geomagic Studio 提供的网格编辑功能对模型表面进行精细化处理，这一步对于提升模型的质量至关重要。

首先，使用网格医生对模型进行整体修复，对网格模型中的钉状物、自相交面片、小部件等进行网格清理。其后通过快速平滑指令对主动脉模型的表面进行平滑处理，该功能可以对模型表面中曲率变化陡峭的区域进行局部重新划分，使得网格面片的过渡变得相对平滑，同时保持整体的几何形状不改变，结果如图 1-15b 所示。

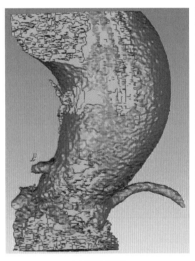
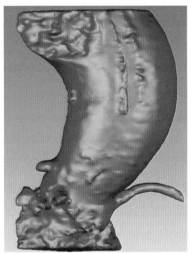

(a) 原始模型　　　　　　　　　　　　　　(b) 修复光滑后的三维模型

图 1-15　利用网格医生修复模型并光滑处理

可以看到，平滑处理后的模型表面较为光滑，无微小的凹凸起伏，但局部仍存在不少的沟壑，需要进一步修复。选择"只选择可见"的选择模式，该选择模式只选择可视网格，而不会贯穿整个模型，通过框选删除沟壑处的及其相邻区域的网格，如图 1-16a 所示。然后采用填充孔的方式对该局部缺口进行网格填充。在填充孔时需要选择保持曲率连续的填充方式，软件会在缺口处自动生成平坦的过渡网格并与模型缺口边缘保持曲率匹配，这样就可以得到更为光滑的主动脉表面，如图 1-16b 所示。

另外，由于血管自身拓扑或影像局部精度不足等原因，血管模型可能会出现缝隙、割裂等模型缺陷（图 1-17a），需要通过搭桥的特殊填充方式进行网格修复。搭桥是指根据曲率变化在两个独立的网格面片间生成平滑过渡的网格，从而实现两个孤立网格的连接（图 1-17b）。通过搭桥把两端血管连接在一起，然后使用上述的填充孔功能对单个封闭边界的孔进行填充，完成割裂血管的修复（图 1-17c）。

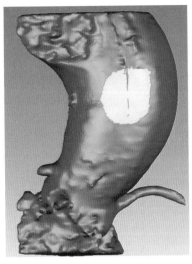 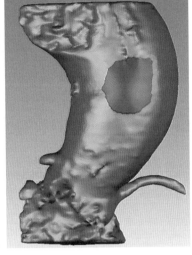

(a) 局部扭曲折叠的面片　　　　　　　　　(b) 根据曲率填充孔修复

图 1-16　利用局部删除面片和填充孔处理模型

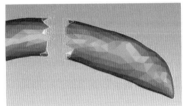 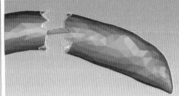 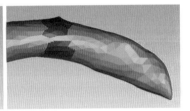

(a) 割裂的血管模型　　　　　(b) 使用三角面片连接血管两端　　　　(c) 使用孔填充完成剩余修复

图 1-17　利用搭桥功能修复割裂的血管模型

通过网格编辑和修复可以得到平滑的血管模型。提取的模型通常还包含其他研究区域以外的分支血管，或出于简化模型的目的，需要把冗余的血管段去除。通过裁剪或直接删除网格面片的方式，从血管分叉处根部删除侧支的血管，并通过填充孔的方式对血管缺口进行填补。此外，对于心脑血管的仿真研究，一般需要在血管的出入口处保持平面的几何边界，方便在出入口处施加合理的流体边界条件或固体边界约束。在血管靠近出入口处创建裁剪平面，注意裁剪平面要保持与血管的中心线垂直，使用平面裁剪选中一侧的网格并删除，最终得到平面的血管边界（图 1-18）。

3）非均匀有理 B 样条曲面转化

网格模型精细化处理完成后，进一步把网格

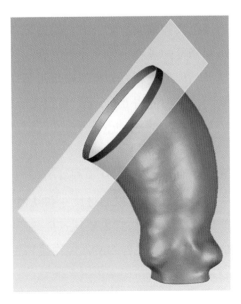

图 1-18　对血管三维模型的两端
出入口进行适当裁剪

模型转换成用非均匀有理 B 样条(non-uniform rational B-spline，NURBS)拟合的精确曲面模型(图 1-19)。NURBS 曲面采用有理多项式形式进行曲面定义,适用于描述任意的复杂曲面。Geomagic Studio 提供自动拟合曲面的功能,采用曲面片进行分块拟合并在交界处保持曲率连续。血管生成 NURBS 曲面模型后,导出为 iges 格式,供后续有限元前处理或进一步几何建模使用。

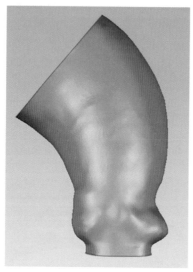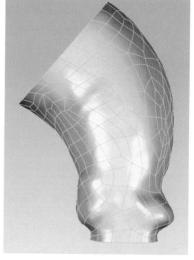

(a) 修复、光滑、裁剪后的模型　　　　　　　(b) NURBS曲面模型

图 1-19　拟合曲面生成 NURBS 曲面模型

　　Geomagic Studio 在血管模型修复中可以发挥重要作用,其中网格面片的精细化处理是关键步骤,最后网格模型的质量会直接影响 NURBS 曲面模型的拟合质量,低质量的网格甚至会导致曲面化失败。快速光滑命令能够提高全局的网格质量,可以在网格模型编辑和修复的过程中多次使用。删除网格并填充孔可以在保持模型几何下改善局部网格,这一功能组合在血管模型修复过程中被频繁使用。此外,填充孔功能还有针对不同网格缺陷的多种使用方式,可以根据实际的模型修复需要混合使用。

1.2.2.2　Solidworks

　　Solidworks 是一款通用的 CAD 三维建模设计软件,通过二维草图建立三维模型,辅助实现正向三维建模“从无到有”的设计过程,适用于规则的几何体设计。Solidworks 具有强大的草图功能,可以通过尺寸和几何关系自动约束草图并求解位置关系,使设计变得更加简单便捷。同时,它也兼具齐全的三维实体和曲面建模功能,通过组合使用可以实现复杂的模型设计。完善的文件传输接口也为 Solidworks 设计与 CAE 仿真的交互提供良好的平台环境[9]。

　　心脑血管植介入器械一般为规则但复杂的结构体,使用 Solidworks 可以进行高效的参数化设计和建模,并且软件中具有模型树,对建模步骤进行记录,可以简便地修改模型的参数并同步更新,为器械设计的快速更新迭代提供快捷通道。以下以一款血管支架的参数化建模为例,对 Solidworks 在心脑血管器械设计中的应用和特点进行简单介绍。

　　1）绘制支架草图

　　选定上视基准面作为绘图平面,进入草图绘制界面。设定支架的轴向长度为 16 mm,外直径为 6π,圆周方向设置为 12 个基本支架单元,因此一个支架单元对应的长度为 $\pi/2$。利用支架结构的周期性,只需要确定一个支架单元的草图即可。首先使用中心线绘制支架单元的基本框架,辅助作图(图 1-20)。支架单元一般也是呈对称结构的,可以利用其对称性简化草图的绘制过程。设定支架丝的杆宽为 0.4 mm,通过在 $\pi/8$ 位置处中心线的两侧偏移 0.2 mm,形成支架杆。在端点处绘制两组同心圆,圆心位置与支架杆末端保持竖直关系,并分别与杆的内侧和外侧边缘形成相切关系,通过设置几何关系的约束,圆角的半径就自动求解并唯一确定(图 1-21)。使用裁剪功能对草图曲线进行裁剪,在直杆两端保留半个圆角,支架单元连接处也做同样处理,得到 1/4 支架单元的草图,结果如图 1-22 所示。

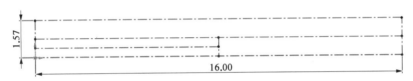

图 1-20　确定支架基本单元的辅助草图

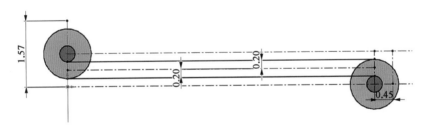

图 1-21　草图绘制支架的基本单元

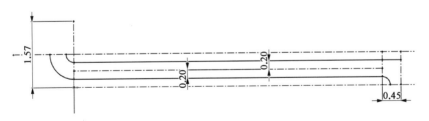

图 1-22　裁剪草图形成 1/4 支架单元

　　选中 1/4 支架单元的草图曲线,通过沿 X 轴方向对称轴镜像形成 1/2 支架单元草图,如图 1-23 所示。进一步把所有支架草图曲线沿 Y 轴方向对称轴进行第二次镜像,得到完整的支架单元草图(图 1-24)。下一步利用支架的周期性,对支架单元草图沿圆周方向(即 Y 轴)进行线性阵列,阵列数量为 12 个,距离为 $\pi/2$,得到完整的支架草图(图 1-25a)。但该草图为开环草图,无法直接用于生成支架实体,需要进一步修改为封闭草图。可以看到阵列后的草图中,上下边缘支架单元连接处为开放状态,绘制直线将端点连接,形成封闭草图(图 1-25b)。支架草图绘制完成,退出草图编辑。

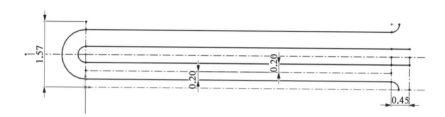

图 1-23　通过草图镜像形成 1/2 支架单元

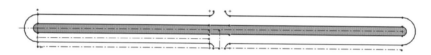

图 1-24　通过第二次镜像操作形成完整的支架单元结构

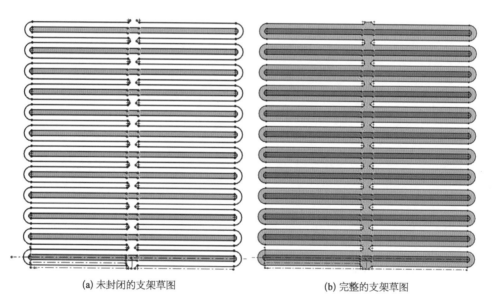

(a) 未封闭的支架草图　　　　　　　　　　(b) 完整的支架草图

图 1-25　通过阵列形成完整的支架草图

2) 创建支架实体

支架的平面草图完成后,需要将其形成卷曲的圆柱状态。首先在右视基准面绘制直径为 6 mm 的圆,通过拉伸实体形成圆柱。在特征工具栏中选择包覆功能,选择支架草图和圆柱的侧面,包覆类型设置为刻画,得到支架的三维卷曲模型,如图 1-26 所示。目前得到的三维支架图为空间曲面,选中该支架曲面,通过向内侧加厚 0.4 mm,获得最终的血管支架三维实体模型,如图 1-27 所示。

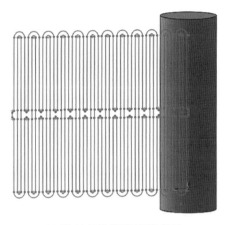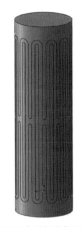

(a) 用于包覆的草图及圆柱表面　　　　　　　　(b) 卷曲后的支架图

图 1-26　草图包覆形成卷曲的支架

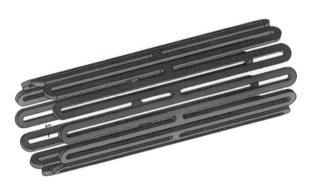

图 1-27　支架的三维实体模型

　　Solidworks 是心脑血管植介入器械设计建模中最常用的 CAD 软件,利用其高效的二维草图绘制和丰富的三维特征工具,可以实现复杂的器械参数化设计。另外值得注意的是,在复杂的草图绘制中(如支架草图),需要保持草图实体(直线、圆弧、样条曲线)的连续和封闭,因为大多数实体建模功能均需要封闭的草图。可以通过检查草图合法性来自动检查草图的封闭性,以及快速找到细小的缝隙和缺口。

1.2.3　计算模型的网格前处理

　　现在的数值计算方法大多基于离散的网格单元进行,因此需要先把几何模型处理成网格模型,并且网格的类型、质量、数量等均对数值仿真的耗时和准确性有着重要的影响。网格前处理的过程主要包括两部分:第一步是几何模型的处理,包括添加或去除多余的边线、几何分块等的几何编辑,其主要目的是协助划分高质量的网格。第二步就是生成网格,根据研究的需求可能会涉及一维线网格、二维面网格和三维体网格。

　　Hypermesh 是由美国 Altair 公司开发的一款有限元前处理工具,具有丰富的网格划分、编辑功能和前处理设置,同时兼容多种格式的几何模型,并且与常用的工程 CAE 软件均有完善的接口,可输出多种形式的前处理文件。不同于其他的有限元前处理软件,Hypermesh 提供了网格生成的高自由度,其网格模型可以独立于几何模型存在,对网格的编辑不受限于几何[10]。以下通过支架模型的网格划分对 Hypermesh 软件进行简单的介绍。

1) 模型导入及几何前处理

打开 Hypermesh 时,根据后续计算使用的 CAE 求解器选择相应的接口(如 Abaqus)。接着导入支架的几何模型,Hypermesh 与常用的 CAD 软件有完善的几何模型接口,选择支架模型对应的 sldprt 文件(Solidworks 模型文件),完成模型的导入,如图 1 - 28 所示。

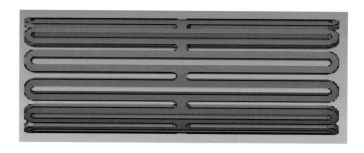

图 1 - 28　导入支架的几何模型

对于复杂的几何模型,由于几何格式的变化,Hypermesh 对表面边界线的识别可能会出现错误,因而会在几何体表面生成细小或冗余的表面分割线,如图 1 - 29a 所示。多余的分割线会影响表面网格划分的质量,因此需要进行几何清理。几何面板中的 quick edit 面板提供了便捷的几何修复功能,可实现对几何模型的点、边线、面快速的增加、删除等编辑。使用 toggle edge 功能对支架丝内部的分割线进行清理,清理后边线显示为虚线,如图 1 - 29b 所示。

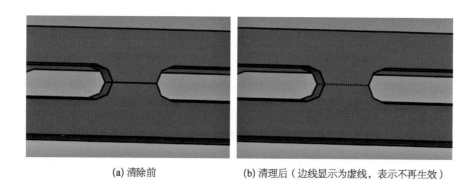

(a) 清除前　　　　　　　　　(b) 清理后(边线显示为虚线,表示不再生效)

图 1 - 29　几何清理

2) 划分面网格

几何清理完成后进行二维面网格划分。在 Hypermesh 中,三维体网格是根据面网格建立的,因此其网格划分思路是先建立合适的面网格。使用 2d 面板下的 automesh 功能可以实现快速的面网格划分,这里选取三角形单元对支架内表面划分网格,网格尺寸设置为 0.08 mm,划分结果如图 1 - 30 所示。

3) 生成实体网格及导出网格文件

在 3d 面板中选择 element offset,通过对面网格的向外偏移(图 1 - 31),即可得到支架的实体网格,设置偏移网格的层数为 4 层,总厚度为支架的壁厚 0.3 mm。最终生成的支架实体网格如图 1 - 32 所示。

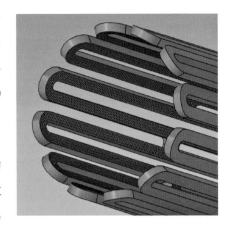

图 1 - 30　支架内表面划分网格

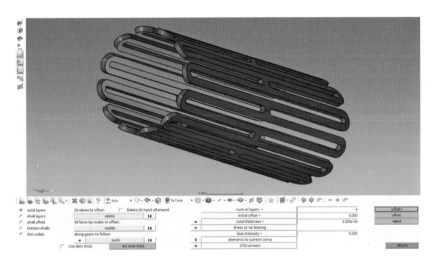

图 1 - 31　通过偏移生成支架实体网格

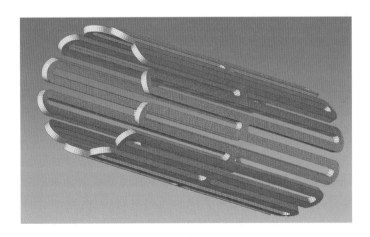

图 1 - 32　支架实体网格示意图

完成实体网格划分后,导出网格文件作后续有限元计算使用。文件导出面板中选择求解器的文件类型,在本案例中输出为 Abaqus 的 inp 文件(图 1 - 33)。

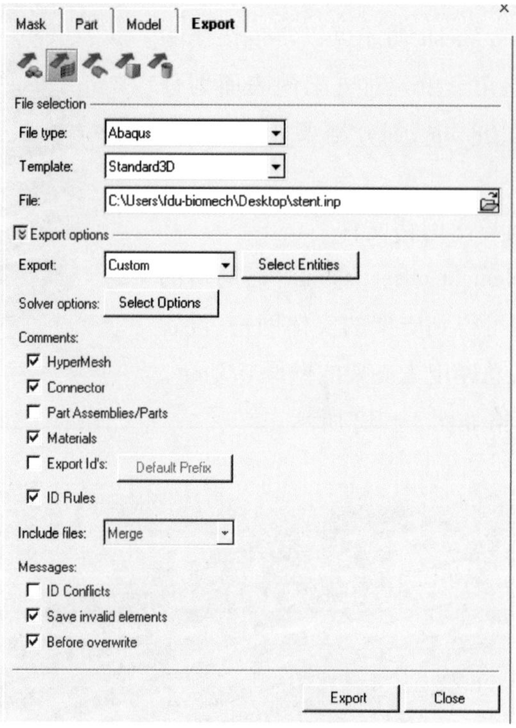

图 1 - 33 导出网格文件

本节主要介绍了 Hypermesh 在网格前处理中的使用基础。软件提供多种面网格划分功能和体网格生成功能,使用者需要根据每个模型的特点,选择合适的网格划分路径,灵活使用各种体网格生成方式,从而缩短前处理的过程,提高效率。

1.3 数值仿真方法

对于与时间和空间相关的物理问题,通过数学建模可以获得描述这个物理问题的偏微分方程、初始条件和边界条件,然后进行求解。如果此物理问题的研究区域和边界条件都比较复杂,则此偏微分方程很难获得解析解,因此常用数值方法获得其近似解。心脑血管植介入器械的数值仿真都是基于力学原理获得描述问题的偏微分方程、边界条件和初始条件的,并且利用计算固体力学、计算流体力学或者流固耦合仿真的方法对植介入器械的植入过程或者植入后与血管壁和血液之间的作用进行仿真,从而评价各种器械植入后的效果,分析其疲劳性能或者对其结构进行优化设计。由于计算机建模和仿真具有结果准确、模型和参数修改方便、成本低廉、获得结果快速等优点,被越来越广泛地应用于各种医疗器械的产品研发、手术规划、预后评估等领域。本节将简单介绍一些常见的计算固体力学、计算流体力学和流固耦合仿真方法的基本原理。尽管利用各种商业求解器或者开源求解器可以直接对相关物理问题进行数值求解,但是了解求解器所使用的算法的基本原理对于正确使用软件和合理设置软件中各种参数具有重要价值。

1.3.1　计算固体力学方法

计算固体力学(computational solid mechanics,CSD)是在已建立的描述固体运动和变形的数学模型的基础上,采用一定的离散化数值方法,用有限个未知量去近似待求的连续函数,从而将微分方程问题转化为代数方程问题,并利用计算机求解[11]。常用的方法包括有限元方法、分子动力学模拟方法、边界元法、无网格方法等。心脑血管植介入器械如血管支架的疲劳性能分析、支架植入过程的仿真和支架与血管壁的相互作用,都是利用计算固体力学的方法进行仿真。

1)有限元方法

有限元方法(finite element method,FEM)是一种在工程中常用的求解偏微分方程的数值方法,其主要思想为将原本连续的结构离散为有限个小单元,将结构上所受到的约束、载荷也离散到对应的节点上,然后利用变分原理进行迭代求解。有限元方法在力学、电磁学、声学、热学等领域的数值仿真上得到了广泛的应用。有限元方法能够求解非常复杂的几何形状和结构的各种力学问题,包括结构静力学问题、结构动力学问题及流体动力学问题等[12]。

有限元方法的主要步骤如下:

(1)求解区域的离散化。将连续的结构体剖分为由点、线或面等构成的有限个单元。一般而言,单元的形状可以是任意的,平面问题中常使用三角形、矩形或任意四边形单元等;空间问题中常使用四面体、长方体或任意六面体单元。

(2)选择位移模式。单元的位移模式即位移函数,它是利用单元节点处的位移进行插值得到的,常采用多项式函数作为基函数进行位移的插值。位移模式的选择通常基于单元的类型和单元节点数量。

(3)刚度方程的推导。在确定单元类型和位移模式之后,便可利用最小势能原理等方法建立单元的刚度方程。再将所有单元的刚度方程进行重组,得到整个求解域的刚度方程。

(4)刚度方程的求解。在求解刚度方程时,要充分考虑边界条件的约束,否则可能出现刚度矩阵奇异的结果,进而无法获得数值解。一般而言,刚度矩阵是一个对称、正定、稀疏、带状的矩阵,并且里面含有大量的零元,非零元主要集中于主对角线附近。刚度方程求解的常用方式有直接法和迭代法。直接法中主要是 Gauss 消去法等,迭代法主要有牛顿-拉夫逊方法(Newton-Raphson method)、高斯-赛德尔迭代法(Gauss-Seidel method)等。

(5)后处理。根据节点位移计算单元的应变和应力,根据实际工况进行分析。

有限元方法将连续体进行离散,使用有限个自由度来描述无穷个自由度的系统,相当于提高了原系统的刚度,因而计算所得的位移值总体上将呈现偏小的情况。一般常采用加密网格或使用高阶单元两种方式提高计算精度,前者因为单元构造简单,基函数阶次较低,因而数值稳定性和可靠性更好,但是其收敛性不如后者。虽然如此,在大多数的工程应用中,有限元方法都能够获得符合精度要求的数值解。

2)分子动力学模拟方法

分子动力学模拟(molecular dynamic simulation, MDS)由 Alder 和 Wainwright 于 1957 年首先提出,随后得到快速发展,被广泛应用于材料、能源、化工、生物、医学、激光、电子等众多领域。分子动力学模拟是以分子为基本研究对象,将系统看作具有一定特征的分子集合,运用经典力学或量子力学方法,通过研究微观分子的运动规律,获得各个分子的运动状态,得到体系的宏观特性和基本规律的方法[13-14]。分子动力学模拟是一种借助经典多体体系进行平衡和传递性质计算及过程和现象预测的数值研究方法,对研究对象施加一定的限制条件,随后让其演化到所需要的状态,最后进行测定并提取结果。测定次数越多,结果相应就越准确。

分子动力学模拟以一个包含 N 个粒子(原子或分子)的体系为对象,在给定粒子之间的作用势、初始条件和边界条件后,通过对牛顿运动方程进行数值积分得到粒子运动轨迹,最后进行统计分析,从微观量获得宏观量。其基本思路如下:

(1)将物质看成由分子和原子组成的粒子系统,从该体系的某一假定的位能模型出发,基于经典力学或量子力学描述的运动规律,再结合粒子的受力情况求解系统中所有粒子在相空间的轨道,进而统计得到系统的热力学参数、结构和输运特性等宏观性质。

(2)根据实际系统所处的不同宏观条件采取不同的系综。常见的系综如下:微正则系综(N, V, E)——孤立、保守系统,与外界无能量交换,体系的粒子数 N 守恒,体系的体积 V 保持不变;正则系综(N, V, T)——粒子数 N、系统体积 V、体系温度 T 都保持不变,系统总动量为 0;等温等压系综(N, P, T)——粒子数 N、系统压力 P、体系温度 T 都保持不变。

(3)根据不同的力场(即粒子间势能表达式),通过势能梯度计算粒子间的相互作用力。对于简单粒子系统,常采用 Lennard-Jones 势、硬球势、软球势、方阱势等模型。

(4)粒子的初始位置通常是随机分布于模拟空间或者由其结晶形态的位置分布决定,初始速度可通过麦克斯韦-玻尔兹曼分布给定。体系常采用周期性、固定、全反射等几类边界条件,具体选择取决于系统所处的环境。

(5)进行趋衡操作以达到目标平衡态,即从系统中增加或移出能量,直到系统能持续给出确定的能量值,此时系统达到平衡。而后即可通过统计的方法计算体系的宏观物理量。

1.3.2　计算流体力学方法

计算流体力学(computational fluid dynamics, CFD)是通过计算机对流体流动等问题进行数值计算,分析的对象包括流体流动、热传导、物质输运等物理学现象。CFD 进行数值分析的基本思想是通过一系列有限个离散点上的变量值的集合,来代替空间域上连续的物理场,如速度场和压力场;然后按照一定方式建立这些离散点上的场变量之间关系的代数方程组,通过求解代数方程组获得真实的变量近似值[15-16]。近年来,随着医学影像技术的进步和计算机运算能力的提高,计算流体力学方法在心脑血管系统的血液动力学模拟中也发挥着越来越重要的作用[17]。

1）有限体积法

有限体积法(finite volume method, FVM)又称为控制体积法,其基本思路是将计算区域划分为网格,并使每一个网格点周围有一个互不重复的控制体积;将待求解的微分方程对每一个控制体积积分,从而得出一组离散方程。其中的未知数是网格点上的因变量[18]。为了求出控制体积的积分,必须假定因变量的值在网格点之间的变化规律。有限体积法具有以下特点:

(1) 有限体积法的出发点是积分形式的控制方程,同时积分方程可以表示变量在控制体积内的守恒特性。

(2) 积分方程的每一项都有明确的物理意义,从而使方程离散时,各离散项都可以得到一定的物理解释。

(3) 离散后的各个节点有互不重复的控制体积,从而使整个求解域中场变量的守恒可以由各个控制体积中特征变量的守恒保证。

有限体积法常用离散格式包括以下几种:

(1) 一阶迎风格式。适用于结构化网格(如四边形网格或六面体网格),它具有稳定性高、计算速度快的优点,但是在网格方向与流动方向不一致时,产生的数值误差比较大,而且当网格密度不足时,一阶迎风格式的求解精度有限。

(2) 二阶迎风格式。一般适用于流动方向和网格的边缘不一致的情况。二阶格式的计算精度高于一阶格式,但是相对而言,其计算时间比较长,收敛性也相对较差。

(3) QUICK 格式。在用结构化网格计算旋转流动问题时(比如对轴流血泵划分结构化网格后进行数值模拟),QUICK 格式可以提供更高的计算精度。

除此之外,有限体积法的离散格式还包括中心差分格式、指数格式、乘方格式等。需要注意的是,在实际计算中,选择格式时需要兼顾精度、收敛性和计算时间等方面的要求。对于复杂流动,可以使用一阶格式进行计算,达到收敛后再设置离散格式为高阶格式。有限体积法作为求解流动和传热问题的数值计算中较成功的方法,已被多数工程流体和传热计算软件所采用。

2）格子-玻尔兹曼方法

格子-玻尔兹曼方法(lattice Boltzmann method, LBM)与建立在连续介质模型上的传统计算流体力学方法不同,LBM 基于统计力学和分子运动论。LBM 从介观尺度出发,建立离散的速度模型,在满足质量、动量和能量守恒的条件下,得出粒子分布函数,然后对粒子分布函数进行统计计算,得到压力、流速等宏观变量[19]。LBM 作为具有显著优势的流体计算方法,已被广泛用于理论研究和处理工程问题。LBM 有以下优点:

(1)算法简单。简单的线性运算加上一个松弛过程,就能模拟各种复杂的非线性宏观现象。

(2)编程容易。计算的前后处理也非常简单,具有很高的并行性。

(3)能够处理复杂的边界条件。

(4)LBM 中的压力可由状态方程直接求解。

(5)能直接模拟有复杂几何边界的诸如多孔介质等连通域流场,无须做计算网格的转换。

(6)LBM 具备描述粒子运动的特性,使得其在处理流体与固体作用时相对直观,在解决气固和流固耦合方面具备优势。

(7)LBM 不受连续介质假设的约束,能够用来解决纳/微尺度的流动和传质或稀薄气体输运等连续介质假设不适用的问题。

(8)LBM 在处理多相多组分流体问题时,相比于传统计算流体力学方法,在抓取移动和变形的界面、描述组分间相互作用方面具备明显优势。

LBM 具有原理简单、编程方便、可进行大规模并行计算等优点,在模拟医疗器械植入后的血液流动及血栓形成等方面具有广泛的应用。

3)光滑粒子流体动力学方法

在计算流体力学史上,欧拉观点是最常用的描述流体运动和物质传输现象的方法。基于欧拉观点的计算流体力学方法,如有限体积法、有限差分法、有限元法等,需要将物理空间离散化成网格,以求解离散偏微分方程或积分公式。使用网格方法最大的困难在于处理具有自由表面、移动界面、带有复杂几何形状变化的流体流动问题。为了保证数值模拟的精确度,在每次数值迭代时都需要根据变形几重新划分网格件,从而大大增加了数值模拟的计算量。

光滑粒子流体动力学(smooth particle hydrodynamics, SPH)方法是一种基于拉格朗日观点的无网格方法,将具备连续性假设的流体(或固体)用相互作用的粒子来描述,每个粒子上承载各种物理量,包括质量、速度等,通过求解粒子群的动力学方程和跟踪每个粒子的运动轨迹,从而求得整个系统的力学行为。SPH 方法在应用上首先将求解域离散化,物理场被离散为空间中粒子质心上的物理值,将场函数表示成一个狄拉克 δ 函数和任意点上函数值的积分,并用一个光滑函数(核函数)近似替代 δ 函数。通过这种离散方式,流体力学控制方程组中的函数积分在求解域中任意点的值转化为该点周围的所有粒子的物理量叠加求和,即每个粒子的物理量都可以由周围粒子的物理量插值得到[20-21]。SPH 方法的特点如下:

(1)将求解域离散在其中任意分布的粒子,无须划分网格,粒子间也不需要连续性约束,SPH 方法是一种纯粹的无网格方法。

（2）用含有核函数的积分近似方法对场函数近似,积分近似方法是一种弱形式的守恒方程,保证了 SPH 方法在计算上的稳定性。

（3）核函数的积分形式需要进一步转化为粒子上物理值的求和,即控制方程中场函数的积分和微分都需要通过对局部区域内离散粒子上物理值求和得到,该局部区域被称作支持域,支持域可以提高计算效率。

（4）计算过程的每个时间步上的场函数都需要当前支持域上粒子的物理值确定,这体现了 SPH 方法在处理大变形问题和复杂几何形状中流体运动的优势。

（5）控制方程中的每一项都由空间中位置不断变化的粒子上的物理量近似得到。

（6）SPH 方法使用显式积分法求解离散后的微分方程组。

在 SPH 方法中,核函数非常重要,它反映了粒子间相互作用的贡献大小。随着粒子间距的增加,相互作用应该减弱,因此函数应取为距离的单调减函数。核函数不仅决定了函数近似式的形式、定义了粒子支持区域的尺寸,而且还决定了核近似和粒子近似的一致性和精度。常用的核函数有高斯型光滑函数、B 样条函数等。SPH 方法由于无须划分网格,适合于模拟大变形的流固耦合问题或者自由面问题,因此常被用于心脏瓣膜或者心室的流固耦合仿真中。

1.3.3　流固耦合仿真方法

为了更好地分析血流和瓣膜或者血流与血管之间的相互作用,双向的流固耦合是必要的。在这样的仿真中,流体域和固体域之间的位移、压力等变量需要实时进行传递。流固耦合如果设置得当,可研究完整心动周期的瓣膜受力情况,但是在瓣膜仿真中应用双向流固耦合方法也是有很多挑战的,其中最大的问题是瓣叶打开时的快速运动及瓣叶关闭时的相互接触,都有可能引起流体域网格的拓扑发生剧烈变化而导致计算不收敛。因此,根据不同的问题使用不同的求解器,实现双向流固耦合的计算方法也不同。

1）任意拉格朗日-欧拉方法

对于连续介质（瓣膜、血液、血管、支架等）而言,在拉格朗日观点中,为了确定各物质点的位置,引入拉格朗日坐标系,它是和物质固结在一起并随物质一起运动的。质点在初始时刻的位置由其在拉格朗日坐标系中的位置矢量完全确定。在拉格朗日描述下,计算网格网格点与物质点在物质的变形过程中始终保持重合,这会导致在涉及特大变形问题中,物质的大幅度变形将导致计算网格的畸形而使计算失败。在欧拉描述中,为了描述当前构形,引入空间坐标系或欧拉坐标系,它是和空间固结在一起的。空间中各点的位置由其在欧拉坐标系中的位置矢量确定。在欧拉描述下,计算网格网格点固定在空间中,即计算网格在物质的变形过程中保持不变,因此可以很容易处理物质的大幅度变形,但此时对运动界面需要引入非常复杂的数学映射,这可能导致较大的误差。

任意拉格朗日-欧拉方法（arbitrary Lagrangian Eulerian method, ALE）是一种结合了拉

格朗日描述和欧拉描述优势的新方法。在 ALE 描述中,引入了一个可以独立于初始构形和当前构形运动的参考构形。在物质的变形过程中,观察者始终跟随参考构形运动,因而对观察者而言,参考构形是固定不动的,而初始构形和当前构形则都相对于参考构形运动。为了确定参考构形中各参考点的位置,引入参考坐标系,参考构形中各点的位置由其在参考坐标系中的位置矢量确定。在 ALE 描述下,连续介质的计算网格可以在空间中任意运动,即可以独立于物质坐标系和空间坐标系运动。这样通过规定合适的网格运动形式,可以准确地描述物质的移动界面,并维持单元的合理形状[22-23]。纯拉格朗日和纯欧拉描述实际上是 ALE 描述的两个特例,即当网格的运动速度等于物质的运动速度时就退化为拉格朗日描述,而当网格固定于空间不动时就退化为欧拉描述。

ALE 因为可以捕捉靠近界面部位的细致流场,获得更准确的流体动力学信息,所以在包括航空航天和车辆船舶的流固耦合仿真领域都有着非常广泛的应用[24]。

但如前所述,ALE 在处理瓣膜的流固耦合问题时却很难实现稳健的求解,其最主要的困难还是来自瓣叶快速开闭过程中流体网格自适应重构不稳健带来的计算不稳定性。ALE 要求流体域和固体域之间的界面完全匹配,在固体发生变形时,流体域的网格要跟随流体-固体的界面发生运动甚至发生重构。但在瓣叶快速开闭过程中,网格重构的频率和剧烈程度是非常大的,尤其当瓣膜关闭、瓣叶即将发生相互接触和交叠时,瓣叶之间的流体网格将被挤压、细化、重构到尺度非常小的水平,这样的重构过程很容易造成时间步长突然急剧减小、网格过于扭曲和计算不收敛。

2)浸没边界法

为了解决瓣膜运动这种大变形的流固耦合问题,Peskin 提出了浸没边界法(immersed boundary method, IBM),他创造性地将传统流固耦合时界面传递物理学变量的过程,转化成用虚拟的弹性力按周围流固材料节点距离和质量权重重新分配的过程[25-27]。在浸没边界法中,流体在欧拉坐标系上表示,结构在拉格朗日坐标系上表示。对于不可压缩牛顿流体的运动,其满足的 Navier-Stokes 方程的形式为

$$\rho\left(\frac{\partial u}{\partial t} + u\nabla u\right) = -\nabla p + \mu\Delta u + f \tag{1-1}$$

其中,f 包括弹性边界传递给流场的所有体积力,这些力作为动量方程中的源项插入,其表达式为

$$f(x, t) = \int F(s, t)\delta[x - X(s, t)]\mathrm{d}s \tag{1-2}$$

式中 F——浸入边界产生的单位力;

$X(s, t)$——浸入边界的位移函数;

δ——Dirac 函数。

可以将力扩展到多个维度,对应于弹性表面或三维实体建模。由于流体是黏性的且

在界面附近速度连续,而且结构随着流体一起移动,所以有

$$\frac{\partial X(s,\ t)}{\partial t} = u(X,\ t) = \int u(x,\ t)\delta[\ x - X(s,\ t)\ ]\mathrm{d}x \qquad (1-3)$$

以上这些方程构成了浸没边界法的控制方程。浸没边界法在每个时间步长内对这些控制方程数值离散的基本思路是:① 先根据结构网格浸入流体域的位置和初始状态计算出当前位置产生的体积力;② 将计算出的结构离散点的体积力分配到周围流体网格节点上;③ 在整个流场中求解 Navier-Stocks 方程获得新的速度场;④ 根据新的速度场求得浸入流体的结构运动速度,从而获得边界离散点的新位置。标准的浸没边界法执行步骤如图 1-34 所示。

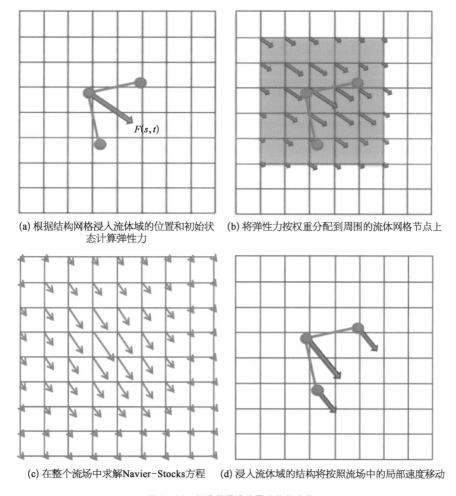

(a) 根据结构网格浸入流体域的位置和初始状　　(b) 将弹性力按权重分配到周围的流体网格节点上
　态计算弹性力

(c) 在整个流场中求解Navier-Stocks方程　　(d) 浸入流体域的结构将按照流场中的局部速度移动

图 1-34　标准的浸没边界法执行步骤

浸没边界法求解过程稳健,其无须构造贴体网格、无须实时更新流体域网格的特点,非常适合处理有大变形、大位移的瞬态流固耦合问题。但经典浸没边界法在近壁面处流场刻画不够精确的缺点也限制了其在瓣膜仿真应用中精确分析瓣叶和血管壁上的壁面切应力。

参考文献

［1］ Fahrig R, Fox A J, Lownie S, Holdsworth D W. Use of a c-arm system to generate true three-dimensional computed rotational angiograms：preliminary in vitro and in vivo results［J］. Ajnr American Journal of Neuroradiology, 1997, 18(8)：1507－1514.

［2］ Hyde D E, Fox A J, Gulka I, Kalapos P, Holdsworth D W. Internal carotid artery stenosis measurement comparison of 3d computed rotational angiography and conventional digital subtraction angiography［J］. Stroke, 2004, 35(12)：2776－2781.

［3］ Fragata I R, Ramalho J N. Intracranial computed tomography angiography（CTA）［M］. John Wiley & Sons, 2013.

［4］ Carr J C, Carroll T J. Magnetic resonance angiography：principles and applications［M］. Springer, 2012.

［5］ Wymer D T, Patel K P, Burke W F, Bhatia V K. Phase-contrast mri：physics, techniques, and clinical applications［J］. Radiographics, 2020, 40(1)：122－140.

［6］ 牛金海.超声原理及生物医学工程应用［M］.上海：上海交通大学出版社,2020.

［7］ 苏秀云,刘蜀彬.Mimics 软件临床应用——计算机辅助外科入门技术［M］.北京：人民卫生出版社,2011.

［8］ 成思源,杨雪荣.Geomagic Studio 逆向建模技术及应用［M］.北京：清华大学出版社,2016.

［9］ Oostewechel T. Manual Solidworks 2012－2013［D］. Enschede：University of Twente, 2013.

［10］ Altair. HyperMesh desktop introduction, pre-processing for finite element analysis［R］. Altair Engineering Inc, 2013.

［11］ 邢誉峰.计算固体力学原理与方法［M］.北京：北京航空航天大学出版社,2011.

［12］ Logan D L. A first course in the finite element method［M］. 6th ed. CL Engineering, 2016.

［13］ Haile J M. Molecular dynamics simulation：elementary methods［M］. John Wiley & Sons, 1997.

［14］ Rapaport D C. The art of molecular dynamics simulation［M］. Cambridge University Press, 1997.

［15］ 安德森约翰 D.计算流体力学基础及其应用［M］.北京：机械工业出版社,2007.

［16］ 王福军.计算流体动力学分析：CFD 软件原理与应用［M］.北京：清华大学出版社,2004.

［17］ Chandran K B, Rittgers S E, Yoganathan A P. Biofluid mechanics：the human circulation［M］. CRC Press, 2006.

［18］ Moukalled F, Mangani L, Darwish M, et al. The finite volume method in computational fluid dynamics［M］. Volume 113. Springer, 2016.

［19］ Ouared R, Chopard B. Lattice Boltzmann simulations of blood flow：non-newtonian rheology and clotting processes［J］. Journal of Statistical Physics, 2005, 121(1－2)：209－221.

［20］ Liu G R, Liu M B. Smoothed particle hydrodynamics：a meshfree particle method［M］. World Scientific, 2003.

［21］ Carlos Alberto Dutra Fraga Filho, and Castro. Smoothed particle hydrodynamics［M］. Springer, 2019.

［22］ 张雄,陆明万,王建军.任意拉格朗日-欧拉描述法研究进展［J］.计算力学学报,1997,14(1)：91－102.

［23］ 钱勤,黄玉盈,王石刚,刘志宏,赵宇征,朱达善.任意的拉格朗日欧拉边界元-有限元混合法分析物体撞水响应［J］.固体力学学报,1994, 16(1)：12－18.

［24］ 郑群,刘顺隆.黏性三维流动计算的任意拉格朗日-欧拉法［J］.航空动力学报,1997,12(3)：283－286.

［25］ Mittal R, Iaccarino G. Immersed boundary methods［J］. Annual Review of Fluid Mechanics, 2005, 37：239－261.

［26］ 宫兆新,鲁传敬,黄华雄.浸入边界法及其应用［J］.力学季刊,2007, 28(3)：353－362.

［27］ Hasan A, Kolahdouz E M, Enquobahrie A, Caranasos T G, Vavalle J P, Griffith B E. Image-based immersed boundary model of the aortic root［J］. Medical Engineering & Physics, 2017, 47：72－84.

第 2 章　编织型支架建模仿真与应用

编织型支架是指利用手工或者编织机将金属丝编织成支架结构,它具有柔顺性好、加工制造较为方便等优点,被广泛用于各类心脑血管介入器械,比如治疗脑动脉瘤的血流导向装置、治疗髂动脉狭窄的外周血管支架,以及用于脑动脉或者外周动脉机械取栓的取栓装置等。本章主要介绍编织型支架的三维建模和有限元仿真的方法,并重点介绍建模仿真在血流导向装置中的性能评价和其在脑动脉瘤介入手术规划中的应用。

2.1　背景介绍

本节首先简单介绍脑动脉瘤的流行病学数据及生理和病理,然后重点介绍脑动脉瘤的手术治疗方法,特别是介入治疗方法及存在的问题。

2.1.1　脑动脉瘤病理

脑卒中已经成为导致中国人死亡第一常见原因[1]。2017 年的一项调查指出,中国的年龄标准化的脑卒中患病率、发病率和死亡率分别为 1 115/(10 万人·年)、247/(10 万人·年)和 115/(10 万人·年)[2]。脑卒中可以分为两大类,由血栓形成、栓塞或全身性灌注不足导致的缺血性脑卒中,以及由脑内出血或蛛网膜下腔出血导致的出血性脑卒中。全球范围内,缺血性脑卒中占比为 68%,出血性脑卒中占比为 32%[3]。

脑动脉瘤破裂是导致蛛网膜下腔出血的最主要因素,脑动脉瘤在形态学上主要表现为脑动脉向外异常膨出形成的囊状结构,也称囊状动脉瘤,其次为梭型动脉瘤和夹层型动脉瘤,囊状动脉瘤常出现在血管分叉处。由于血管壁向外膨出后,壁厚急剧减小,强度下降,在脉动血流的长期冲击下,容易发生破裂。脑动脉瘤破裂后,血液在动脉压下进入蛛网膜下腔的脑脊液中,使颅内压迅速增加,引起患者头痛、恶心、呕吐,如得不到及时救治,将引发脑疝导致患者死亡或深度昏迷[4]。

2.1.2 脑动脉瘤手术治疗及临床问题

对于已破裂的动脉瘤,临床上通常采用动脉瘤夹闭术和血管内介入疗法对患者进行救治。动脉瘤夹闭术是外科医生在显微设备的帮助下,打开患者颅骨,使用动脉瘤夹在瘤颈口进行夹闭[5]。血管内介入疗法是从股动脉或桡动脉入路,借助导管、微导管和导丝,在 DSA 的指引下,将弹簧圈、支架或血流导向装置等栓塞装置,输送到动脉瘤处,以促进动脉瘤内血栓形成,减少血流对动脉瘤内壁的冲击,进而达到治疗的目的。如图 2-1 所示,脑动脉瘤的手术治疗方案除外科显微手术外,现在流行的血管内介入治疗方案大致可以分为三种模式: ① 弹簧圈栓塞:单纯使用弹簧圈填充动脉瘤内腔,适用于小型的、动脉瘤颈部狭窄的动脉瘤。② 支架辅助弹簧圈栓塞: 在动脉瘤内腔内填充弹簧圈的基础上,再在动脉瘤载瘤动脉中释放一个支架,覆盖动脉瘤瘤颈处,主要作用是防止弹簧圈逃逸到动脉中阻塞血管。③ 血流导向装置: 在动脉瘤载瘤动脉中释放一个密网孔型的支架,减缓动脉瘤内部的血流速度,促进动脉瘤内部血栓化及瘤颈口的内皮化。其他的治疗方案还有 WEB 球笼等[6]。

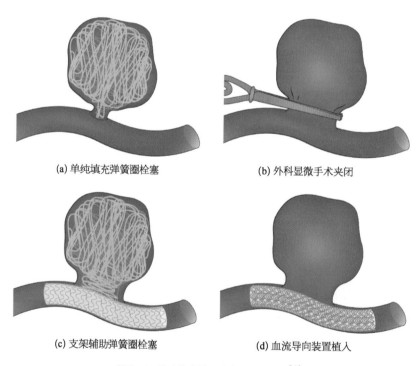

(a) 单纯填充弹簧圈栓塞   (b) 外科显微手术夹闭

(c) 支架辅助弹簧圈栓塞   (d) 血流导向装置植入

图 2-1 脑动脉瘤的四种常见治疗方案[7]

对于未破裂的动脉瘤,医生也可视其危险程度等因素综合考虑,判断是否进行干预,通常的干预手段与破裂动脉瘤的方式类似。开颅手术治愈率高,且复发率低,但创伤大、恢复慢,很多患者尤其是高龄患者由于自身患有其他疾病、健康状况较差等问题,并不适合开颅手术[1],随着血管内介入治疗技术的普及,以及相关介入器械的进步,创伤小、恢复快,同时治愈率也较高的血管内介入治疗在临床上得到了更加广泛的应用。

自 1990 年代初 Guglielmi 推出电解脱的铂金弹簧圈系统[8]以来,脑动脉瘤的血管内介入疗法已经得到了长足的发展,发展出了弹簧圈栓塞、支架辅助弹簧圈栓塞和血流导向装置三种主要的手术模式,也有很多新的器械被应用到临床上[7]。然而血管内介入疗法依然存在一定的问题和局限性:首先,血管内介入治疗存在一定的复发风险,具体表现为动脉瘤再生长或再出血[9],栓塞不完全和动脉瘤颈部较宽是复发的重要风险因素[10]。对于最大径大于 15 mm 的大型动脉瘤(15~25 mm)和巨型动脉瘤(大于 25 mm),常伴随有瘤内血栓和瘤颈口钙化等问题,显微手术夹闭很难直接封闭瘤颈口[11],弹簧圈栓塞和支架辅助弹簧圈栓塞都需要填充大量的弹簧圈,带来医疗成本和手术时间的明显增加,且填充物会有长期的占位效应,压迫脑组织,可能带来头晕、头疼等后遗症[12]。采用网孔较密的血流导向装置可以提高动脉瘤栓塞效果,但由于囊状动脉瘤常出现在动脉分叉处,过密的网孔又有可能会阻塞侧支血管,影响大脑部分功能[13]。在弯曲复杂的血管中,支架的植入可能会存在贴壁不良的问题,即支架丝未能紧贴血管内壁,而是悬在血管中间,一方面贴壁不良会使得支架难以内皮化——被内皮细胞覆盖成为人体血管的一部分。作为一种人体血液内环境的外来物,未能完成内皮化的支架丝,会持续与血液接触,引发凝血和再狭窄等问题;另外,在支架丝与血管壁之间的狭小空间内,血液流速慢、流场复杂,可能会形成细小的血栓,流入下游更细小的血管,引发脑梗。

因此,如何优化手术方案、提高动脉瘤栓塞成功率、降低复发率,以及寻找到能够平衡或兼顾动脉瘤栓塞效果和侧支血管供血的支架网孔密度,是临床上亟待解决的问题,也是脑动脉瘤介入器械开发研究的重点。受试验和观察手段的限制,这些问题单纯从临床角度难以进行深入的探究,计算机仿真的快速发展为解决这些问题带来了新的可能。

2.2 模型构建与数值仿真方法

本节首先介绍脑动脉瘤建模方法和编织型支架的建模方法,然后重点介绍有限元仿真模拟编织型支架植入治疗脑动脉瘤时常用的方法。

2.2.1 血管模型构建

血管建模所使用的临床数据来自复旦大学附属华山医院。依据 3D-DSA 影像数据重建颅内血管树模型,并对其进行修复和光滑等处理,得到最终计算需要的血管模型,如图 2-2 所示。

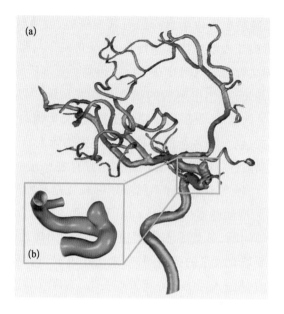

图 2 - 2　基于 3D - DSA 数据重建脑动脉瘤模型

（a）完整的血管树模型；（b）选取的用于计算的脑动脉瘤模型

2.2.2　支架模型构建

编织型支架可由单根或多根丝通过手工或编织机编织而成，结构为顺时针和逆时针数目相同的螺旋线相互交叉，本研究中涉及的 LVIS 支架和 LVIS Jr.支架采用单根丝通过手工编织而成，而 Tubridge 血流导向装置则是由 48 或 64 根丝通过编织机制成。

1）编织型支架的结构参数

决定编织型支架主体结构的参数主要有编织股数、编织角、外径、长度、丝径和结构模式。如图 2 - 3 所示，编织角定义为支架丝与支架中心轴线的夹角。编织股数并非支架所用的丝的数目，而是支架在垂直于中心轴线的截面上的丝数，LVIS 支架由单根丝编织成，但编织股数为 16。

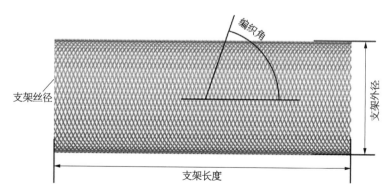

图 2 - 3　编织型支架结构参数示意图

通常在外径相同时,编织股数越高,支架网孔越小,金属覆盖率越高。除支架主体部分外,通常在支架头端还有特殊设计,例如外扩为喇叭状、添加显影点等。

编织型支架的结构模式为逆时针的螺旋线与顺时针的螺旋线的交叠方式。本节涉及两种支架结构模式,通常被称为"一压一"模式和"二压二"模式,两种模式的支架细节与模式示意如图 2-4 所示。

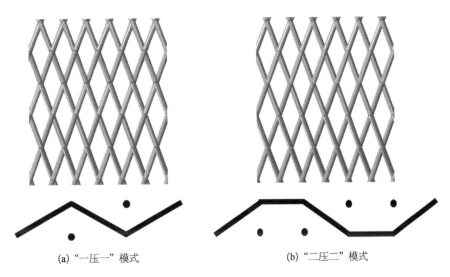

　　　　　(a)"一压一"模式　　　　　　　　　　　　　　(b)"二压二"模式

图 2-4　编织型支架结构模式

2）pyFormex 中编织型支架的绘制

支架模型的绘制借助 pyFormex 1.03 完成。与传统的 Solidworks、AutoCAD 等工程三维绘图软件不同,pyFormex 是一款基于 Python 语言的开源三维绘图软件包,兼具网格划分功能,所有绘制步骤均由 Python 语句定义,同时对 Abaqus 有很好的兼容性,最终生成的划分好网格的模型可以直接导入 Abaqus 中。本书作者团队开发了一种参数化建模的方法,需要调整支架的长度和直径等参数时,仅需在执行脚本时弹出的 GUI 界面中修改相应的数值,即可生成一个全新的支架,避免了在传统三维绘图软件中绘制新规格支架时可能产生的大量重复劳动。GUI 界面如图 2-5 所示。

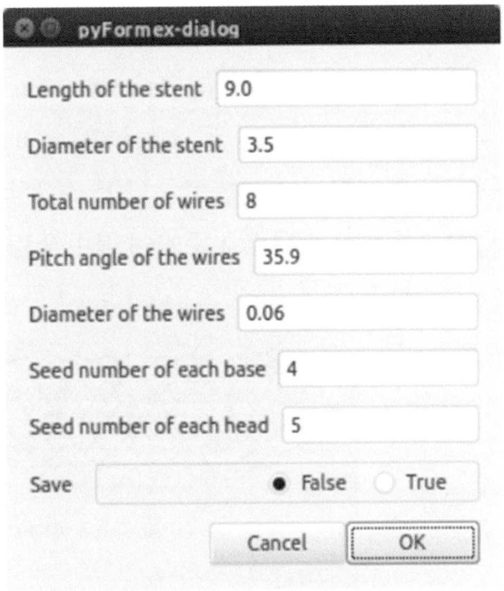

pyFormex-dialog	
Length of the stent	9.0
Diameter of the stent	3.5
Total number of wires	8
Pitch angle of the wires	35.9
Diameter of the wires	0.06
Seed number of each base	4
Seed number of each head	5
Save	● False ○ True
Cancel	OK

图 2-5　设置支架参数的界面

支架模型的生成过程基本原理为,先绘制编织型支架上的最小重复单元,然后经过阵列、缩放、添加端部、卷曲、合并结点得到最终的模型。如图 2-6 所示,其中 a 为一条渲染了直径的抛物线,左端是抛物线底部,右端的高度为支架丝的直径;b 由 a 经翻转、复制得到;c 是 b 渲染后的图像;d 是由 b 经过阵列复制并加上端部得到的;e 是将 d 卷绕之后并合并重合的节点得到的结果,网格划分同时完成,网格密度取决于 a 的网格划分情况。

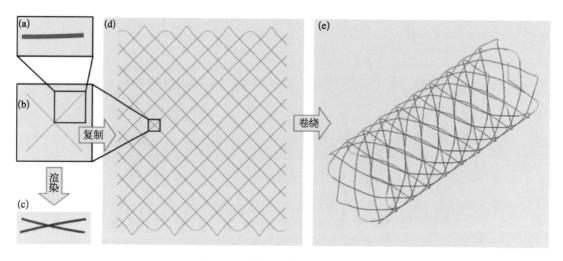

图 2-6　编织型支架模型绘制流程

pyFormex 支持将网格信息输出为 Abaqus 支持的 inp 文件,支架绘制完成后,直接生成 inp 文件导入 Abaqus/CAE 中,进行材料属性、边界条件等设置。此外,pyFormex 还支持将支架丝扫略成实体单元或壳单元,对于编织型支架计算过程的后处理也可以利用这一功能[14]。

3) LVIS 和 LVIS Jr.支架

LVIS 和 LVIS Jr.支架(MicroVention 公司,美国)如图 2-7 所示,是一种自膨式镍钛合金编织型支架。LVIS 系 low-profile visualized intraluminal support device 的缩写,含义为低剖面可视化腔内支撑装置。LVIS 支架具有较高的金属覆盖率、良好的贴壁性和顺应性,两端向外展开的端点在手术过程中全程可视,释放 80%时仍能回收[5]。这些优点使 LVIS

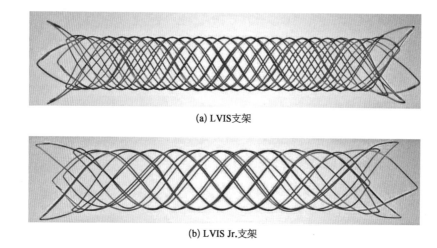

(a) LVIS支架

(b) LVIS Jr.支架

图 2-7　LVIS 系列支架[1]

支架在临床上得到广泛应用。LVIS 支架在治疗脑动脉瘤过程中的主要作用是防止弹簧圈逃逸,也有研究将 LVIS 支架视为密网支架,也能起到一定的血流导向作用[2]。临床上也有采用在载瘤动脉中释放多个 LVIS 支架提高血流导向作用的案例[15]。

LVIS 和 LVIS Jr.支架均为单根金属丝经手工编织而成,丝径为 60 μm,编织角约为 54°。主要区别在于 LVIS Jr.支架的编织股数为 12,LVIS 支架编织股数为 16。LVIS Jr.支架仅有外径为 3.5 mm 的规格,适用于更小直径的血管(2.0~3.5 mm);LVIS 支架的规格直径更大,包含中部外径 3.5 mm、4.5 mm 和 5.5 mm(图 2 - 8),适用的血管直径也更大(3.0~5.0 mm)。LVIS 和 LVIS Jr.支架的编织模式为"一压一"模式,支架中间的工作段采用前文所述方法进行建模,两端的头端形状通过测量真实 LVIS 支架的 Micro CT 扫描重建结果得到,在 pyFormex 中使用样条曲线进行拟合。

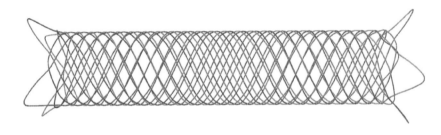

图 2 - 8 LVIS 支架模型(总长 23 mm,其中工作段长度 19 mm,外径 4.5 mm)

4) Tubridge 支架

Tubridge 血流导向装置(微创医疗器械有限公司,中国上海)是一种密网孔型编织型支架,具有高金属覆盖率、网孔高度可变形、低孔率等优点。Tubridge 血流导向装置在治疗脑动脉瘤的过程中,主要起到血流导向的作用。密网孔支架丝可以阻挡血液进入动脉瘤,重塑动脉瘤内的血液流动,减少血流对瘤壁的冲击并促进瘤内血栓的形成;同时,密网孔的支架表面可以提供内皮细胞附着生长的区域,从而在瘤颈处形成封闭,隔绝动脉瘤与载瘤动脉[16]。Tubridge 支架有多个直径不同的型号,其中标称直径为 2.5/3.0/3.5 mm 的型号,编织股数为 48,标称直径为 4.0/4.5/5.0/5.5/6.0/6.5 mm 的型号,编织股数为 64,小直径规格采用 46 根镍钛合金丝和 2 根铂铱合金丝混编,大直径规格采用62 根镍钛合金丝和 2 根铂铱合金丝混编,编织模式均为"二压二"模式,编织角在 70°左右。铂铱合金丝的存在增强了支架的显影性,使术者在手术过程中可以确定 Tubridge 支架的位置和形态,由于铂铱合金丝的数量占比很少,在本研究过程中采用 48/64 根镍钛合金丝对 Tubridge 支架进行建模仿真。Tubridge 血流导向装置两端有喇叭口的外扩结构,张开角度在 30°~45°,在弯曲的动脉中仍能保持良好的贴壁性。最终基于 Tubridge 支架实物(图 2 - 9)及相关资料,利用 Python 脚本绘制出的 Tubridge 支架模型如图 2 - 10 所示。

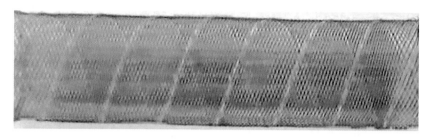

图 2 - 9　Tubridge 支架实物

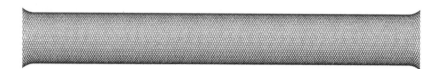

图 2 - 10　Tubridge 支架建模结果(长度 35 mm,工作段直径 4.5 mm)

2.2.3　支架材料属性

　　镍钛合金凭借其优异的超弹性性能和良好的生物相容性,在医疗器械领域得到了广泛的应用,本研究涉及的 LVIS 支架和 Tubridge 支架的主要部分均采用医用镍钛合金制成,其余部分包含有少量显影材料。镍钛合金存在两个晶体结构相,在不同应力和温度下具有奥氏体和马氏体两个晶体结构相,在材料所能承受的极限范围内,外力加载过程中,镍钛合金从奥氏体向马氏体转变,可以承受较大的应变而不发生断裂,在外力卸载过程中,镍钛合金从马氏体向奥氏体转变,逐渐恢复回原有的形状[17]。

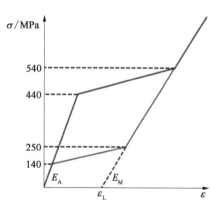

图 2 - 11　镍钛合金应力-应变示意图

　　在商业有限元分析软件 Abaqus 中已经集成了镍钛合金超弹性材料的本构模型,应用该本构模型需要至少 14 个材料参数,这些参数可以由拉伸曲线获得,如图 2 - 11 所示。其余未列出的参数系与温度相关的参数,在本研究中未考虑温度变化,可设为 0 或常用值。

2.2.4　有限元仿真模型的台架试验验证

　　对镍钛合金自膨胀支架进行径向压缩试验和有限元仿真,通过对比仿真结果与试验结果,以验证有限元模型中网格划分和材料属性等相关设置的准确性。

　　1) 支架径向力测试装置

　　台架试验是指通过专用设备对扩张后支架沿圆周方向施加径向压力,使支架局部受压变形,直径变小,当设备达到设定的下压距离后,记录力学曲线,然后读取要求下压距离所对应的支架径向支撑力值。

2) 支架径向支撑力台架试验测试流程

(1) 将支架从输送系统中推送出。

(2) 将专用压头装上万能试验机,把支架放置于平台上,调整支架和压头的位置,使支架和压头保持垂直状态(支架轴向与压头轴向垂直),调整压头位置使压头最低点与平台的垂直距离为指定距离 8 mm。

(3) 压缩速度设置为 0.5 mm/s,到达设定的下压距离。

(4) 开始测试,测试完毕后记录力学曲线,保存测试结果。

3) 支架径向支撑力有限元虚拟台架试验

如图 2-12 所示,有限元虚拟台架试验的流程模拟了台架试验的过程,Tubridge 支架采用梁单元进行网格划分,材料为镍钛合金材料。但虚拟台架试验并未模拟支架从输送系统中推送出的过程,而是直接将无约束状态的支架建模放置在基座上。模拟过程中,专用压头匀速下压,提取底座上表面在过程中所受到的压力,换算为支架径向支撑力。

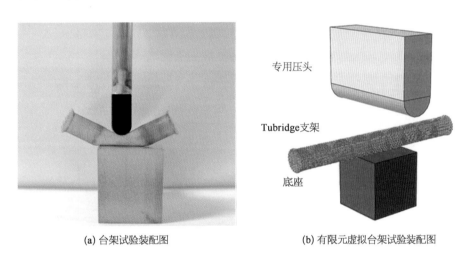

(a) 台架试验装配图　　　　　　　　(b) 有限元虚拟台架试验装配图

图 2-12　支架径向支撑力台架测试试验和有限元仿真试验

有限元虚拟台架试验的支架变形及应力分布情况如图 2-13a 所示,支架受压后两端翘起,受压处发生明显的颈缩现象(图 2-13b),颈缩处截面始终保持接近圆形,而非被压扁成椭圆形,以上变形结果与真实台架试验中的结果是高度一致的,可见本研究所用的建模方法和材料属性对于支架形态的仿真是有效的。最终真实台架试验与有限元虚拟台架试验得到的受压过程中支架径向支撑力随压头位移的变化情况结果如图 2-14 所示,压头距离基座上表面初始距离为 8 mm,支架外径为 3.5 mm,故压头位移为 4.5 mm 时,测得的支架径向支撑力开始增加,直至测试终点压头位移为 6.0 mm,对比可见虚拟台架试验径向支撑力曲线与真实台架试验的结果趋势一致,数值上也非常接近,压头位移为 6.0 mm时的支撑力数值分别为 0.046 55 N 和 0.045 79 N,偏差在 1.65%,过程中最大偏差为 13%。

由于真实试验本身就存在一定的误差,所以通常有限元仿真结果与真实试验的误差在15%以内,就可以认为仿真结果可靠。

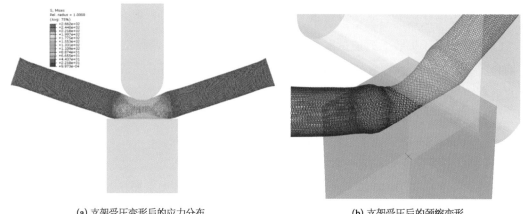

(a) 支架受压变形后的应力分布　　　　　　　　　　　(b) 支架受压后的颈缩变形

图 2-13　Tubridge 支架有限元虚拟台架试验终点结果

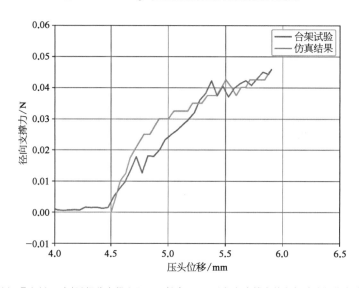

图 2-14　Tubridge 支架(标称直径 3.5 mm,长度 35 mm)径向支撑力的台架试验与仿真结果对比

综上,通过虚拟台架试验与真实试验在支架形态和支撑力数值上的对照,验证了本研究对于编织型支架的有限元建模仿真方法的有效性和准确性。

2.3　有限元仿真

2.3.1　支架在患者血管中释放过程的有限元模拟

本节介绍两种模拟编织型支架在患者血管中释放过程的有限元仿真方法。观察编织型支架真实手术释放过程的录像,不难发现,支架被推出微导管后,微导管开口基本处于血管中心线附近,基于这一发现,第一种有限元模拟流程采取了释放过程中微导管中心线与血管中心线保持一致的假设。以下以一款 LVIS 支架在带瘤的前交通动脉中有限元释放过程为例,对该模拟流程进行解释。首先,血管模型由患者术前血管造影的 3D - DSA 影像数据使用 MIMICS 15.0 进行三维重建得到,同时提取其中心线(数据来源于复旦大学附属华山医院)。血管壁简化为三角形壳单元,壁厚为 0.3 mm,采用线弹性假设,杨氏模量为 1 MPa,泊松比为 0.49[18]。支架模型基于患者真实手术中采用的 3.5 mm×15 mm LVIS Jr.支架,利用 pyFormex 进行绘制并生成 inp 文件,导入 Abaqus/CAE 2017 中赋予材料属性,材料为常用的镍钛合金材料参数,网格单元类型为 B31 单元。压握工具和输送管(即微导管)在 Abaqus/CAE 2017 中绘制,网格类型为四边形壳单元,由于约束了所有节点的位移,在实际计算中表现为刚体,其材料属性不再影响支架释放结果,选择一个不会影响计算速度和收敛的材料属性即可,在本研究中采用钢的材料属性,厚度为 $1×10^{-6}$ mm。

　　各部件初始装配位置如图 2 - 15 所示,释放过程采用 Abaqus/Explicit 2017 进行计算[19]。计算过程未设置质量缩放,时间步长按照最小网格尺寸所需要的时间步长自动更新;在推送的边界条件设置上保证计算过程满足准静态假设,即计算过程中动能不超过内能的 5%。

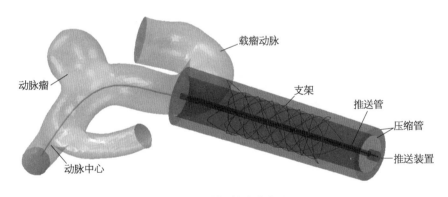

图 2 - 15　模拟过程初始装配图

有限元仿真过程模拟了真实支架的释放过程(图 2 - 16),分为三个过程:

　　(1)压握过程。设置支架丝之间及支架丝与压握工具之间的接触,压握工具径向收缩,将无约束状态的编织型支架压握到外径稍小于微导管的内径。

　　(2)输送过程。解除支架与压握工具之间的接触,添加支架丝与微导管内部、推送杆的接触,让支架在内部应力的作用下扩张与微导管内壁接触。而后控制微导管带着支架沿血管中心线向远心端运动,到达释放位置。

　　(3)释放过程。添加支架丝与血管内壁之间的接触,回撤微导管;血管的三个出口采用固支边界条件,同时配合推送装置,将支架向外推出,支架丝与血管接触,当支架释放

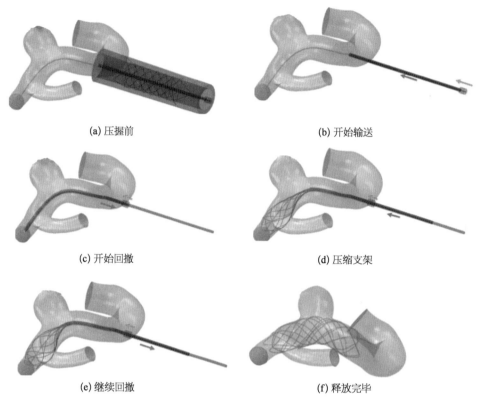

(a) 压握前　　　　　　　　　　　　　　　　　　　　　(b) 开始输送

(c) 开始回撤　　　　　　　　　　　　　　　　　　　　(d) 压缩支架

(e) 继续回撤　　　　　　　　　　　　　　　　　　　　(f) 释放完毕

图 2-16　支架模拟释放过程

到动脉瘤瘤颈位置时,将微导管和推送杆同时向远心端推送,实现对支架的"推密"操作,最后继续回撤微导管,使支架完全释放到血管中。

释放过程中,使用施加在微导管各节点上的位移约束控制微导管的输送与回撤,无须考虑微导管自身的力学行为,因而可以用较少的单元进行划分。相较于 Meng Hui 团队中 8 000 个单元的微导管,此方法将微导管的单元数量降低到 320,计算过程中微导管单元与支架单元的接触判断更少,在计算时间上有了较大的节约[20]。支架释放结果如图 2-16f 所示,可见支架释放成功,贴壁良好。血管三个开口固支,其余部分无约束,图 2-17 显示了支架释放前后血管的形态和动脉瘤的位移云图,可见支架的植入会对血管的形态带来明显的影响,对血管变形与否的血液动力学差异还需要后续的 CFD 仿真进行计算。

此方法还可观察支架释放的整个过程中血管壁上和支架上的应力分布,可用于评价手术操作及支架设计损伤血管的风险,优化手术支架的风险。图 2-18 所示为对支架进行"推密"操作时血管壁上的应力分布,图中 Mises 应力峰值所在为支架端部与血管壁接触点,可见对 LVIS Jr.支架进行"推密"操作会使支架的端部给血管壁面带来局部的应力集中而产生损伤血管的风险。LVIS 支架也有与 LVIS Jr.支架类似的端部结构,术者在对其进行"推密"操作时也需要多加小心。

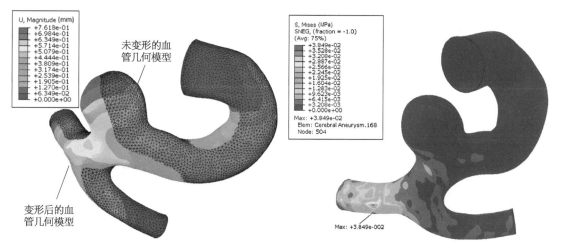

图 2-17　支架释放前后形态及血管位移云图　　　　图 2-18　对支架进行"推密"操作时血管壁上的应力分布

2.3.2　支架的快速有限元释放

2.3.1 节所述的有限元方法对真实手术的释放过程实现了高度还原,但计算时间较长,计算过程可能需要进行多次调整,不便于推广到临床手术规划中。因而,针对只需要释放完成后支架形态与血管形态符合临床实际而不关心中间过程的情况,在 2.3.1 节所述的模拟流程基础上,对其三个过程进行了合理的简化与改进,在实现与前一种方法接近的结果的同时,大大提高了计算速度,以下称之为编织型支架的快速有限元释放方法。在此方法中,血管、支架、压握工具、输送管等部件的生成方式、材料属性、单元类型与前一种方法基本一致,仅改变了模拟过程和工具的尺寸。

如图 2-19 所示,新的仿真流程如下:

（1）压握过程。压握工具径向收缩,将支架压握至直径略小于目标血管的最小直径。

（2）弯曲过程。解除支架与压握工具的接触,使支架与输送管内壁接触,弯曲输送管,使输送管的中心线与血管中心线重合。

（3）释放过程。逐步解除输送管与支架的约束,同时从两端向中间推压支架,使支架与血管内壁发生接触,最终支架与输送管和推送装置的接触完全解除,仅有血管与支架及支架丝之间存在接触。通过控制推压支架的距离,可以实现不同程度的"推密"效果。

优化后的方法,在三个过程都实现了计算量的降低。在压握过程中,只将支架轻微压握,避免了支架在被压握到很细时丝与丝之间的大量接触,减少了接触的计算。在弯曲过程中,通过弯曲的操作让支架到达目标位置,支架的位移相对于推送操作大大减少。在释放过程中,由于支架的长度较被压握到微导管内时的长度明显缩短,释放过程中支架头端的位移也大大减少。最终得到的支架释放结果如图 2-19f 所示,可见支架中段即动脉瘤瘤颈口附近有明显的加密,符合临床实际[21]。

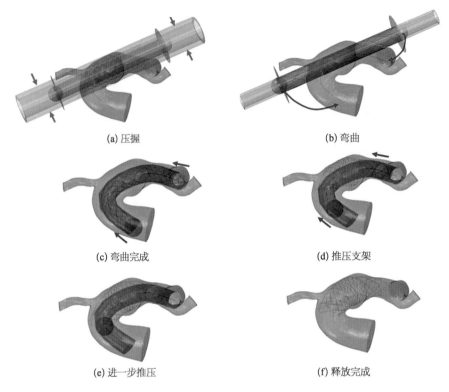

(a) 压握　　　　　　　　　　　　　　　　　(b) 弯曲

(c) 弯曲完成　　　　　　　　　　　　　　　(d) 推压支架

(e) 进一步推压　　　　　　　　　　　　　　(f) 释放完成

图 2-19　编织型支架的有限元快速释放过程

　　Micro CT 也称显微 CT 或微型 CT，是一种高分辨率的适用于小样本扫描的 CT，分辨率可以达到几微米，扫描层厚可以达到 10 μm，常用于骨组织的扫描。普通 CT 的精度不足以重建出支架的结构，而 Micro CT 的分辨率可以达到重建支架的效果，但是由于 Micro CT 本身能够扫描的样本尺寸较小，通常在 20 cm 以下，且样本越大所能达到的分辨率越低，因此无法对释放到患者体内的支架进行扫描，只能扫描释放到 3D 打印的血管模型中的支架[22]。Micro CT 扫描重建释放到 3D 打印模型中的支架形态的过程如图 2-20 所示，首先通过 CT 影像数据重建出血管树模型，然后采用树脂材料 3D 打印出血管模型，再

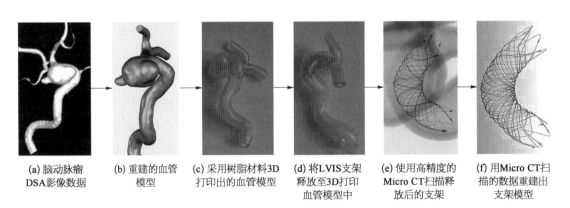

(a) 脑动脉瘤　　　(b) 重建的血管　　(c) 采用树脂材料3D　(d) 将LVIS支架　　(e) 使用高精度的　　(f) 用Micro CT扫
DSA影像数据　　　　模型　　　　　打印出的血管模型　　释放至3D打印　　Micro CT扫描释　　描的数据重建出
　　　　　　　　　　　　　　　　　　　　　　　　血管模型中　　　放后的支架　　　　支架模型

图 2-20　LVIS 支架的 Micro CT 扫描重建流程

将真实的 LVIS 支架(4.5 mm×23 mm)释放到载瘤动脉位置。将带有释放支架的血管模型置于 Micro CT 中进行扫描(分辨率为 8.8 μm),再将得到的数据利用与前文所述重建血管的方法,重建出支架释放后的三维形态,如图 2-20f 所示。

　　为了验证快速有限元释放结果的准确性,对同一个脑动脉瘤进行相同规格 LVIS 支架(工作段直径 4.5 mm,总长度 23 mm)的快速有限元释放。由于 3D 打印出的血管材料为树脂,管壁较厚且非常坚硬,在支架释放前后不会发生形变,因此在快速有限元释放中将血管壁定为刚体。快速有限元释放的结果如图 2-21 所示,可见快速有限元方法可以模拟出支架释放后的基本形态,支架打开良好,且在瘤颈口实现了"推密"及向动脉瘤内膨出的效果,与实际模型重建的结果较为接近。

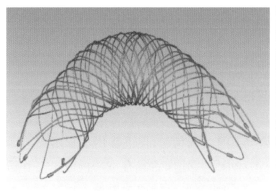

(a) 真实支架植入模型后的Micro CT重建结果　　　　　　(b) 快速有限元释放的结果

图 2-21　Micro CT 重建结果和快速有限元释放结果对比

　　将血管支架植入人体之前进行模拟手术可以更好地了解其效果,以及评估可能的并发症,减少手术中的风险。血管支架虚拟植入的方法可以分为两种:一种是基于计算机图形学的快速虚拟植入方法,另外一种是基于有限元仿真的虚拟植入方法。基于计算机图形学的快速虚拟植入方法包括基于单纯性网格的方法和基于扭转弹簧理论的方法,这一类方法具有方法简便、计算快速等优点,但是无法获得植入支架后的血管壁和支架上的应力、应变等参数,而且也很难模拟血管壁的变形等情况,而基于有限元仿真的虚拟植入方法可以获得血管壁的应力、应变等参数,因此具有非常高的临床价值。

　　基于有限元方法模拟编织型支架真实释放过程的建模仿真流程,其核心思想在于以中心线为路径,通过微导管和推送杆的配合,复现手术中术者的推拉操作,成功地将编织型辅助栓塞支架 LVIS Jr. 释放到目标动脉瘤载瘤动脉中,并且支架打开完全,贴壁良好。由于载瘤动脉采用了弹性模型,在仿真过程中还观察到血管与支架接触后的变形,以及支架头端由于"推密"操作在血管壁上形成较高的应力集中。对这种编织型支架虚拟释放仿真方案进行优化,提出一种更为快速实现编织型支架在脑动脉瘤中释放后形态的方案——编织型支架的快速有限元释放。两者主要区别在于,将原来的沿血管中心线推拉支架,改为使用弯曲管支架折弯到血管内,推压支架的同时逐步解除支架与弯折管的接触,使支架与血管壁接触。最终结果与 3D 打印模型中的 LVIS 支架的 Micro CT 扫描重建结果做了对比,证明了该方法的可靠性和有效性。

编织型支架的虚拟植入用一种相对简单的建模仿真流程,使用有限元方法复现了术者在介入手术中释放编织型支架所进行的"推拉"操作,成功地将编织型支架释放到了目标血管之中,观测到血管由于支架植入而产生变形的现象,以及支架植入过程中存在的应力集中问题,展示了有限元方法模拟编织型支架在脑动脉瘤真实模型中释放过程的有效性、高还原度和效率,具体的血管壁材料属性选择、边界条件的给定,还需要额外的真实试验来支撑和完善。编织型支架快速有限元释放方案相较于普通方案可将计算速度提升 3 倍以上,有望应用于临床手术的术前规划中。快速有限元释放模型中的血管壁模型均为刚体,但也可采用弹性血管壁模型,用于分析支架植入对载瘤动脉形态的影响,但较常规的有限元释放方案,可能会与支架在真实血管中的释放产生更大的偏差。

2.4 血流导向装置治疗脑动脉瘤的血液动力学分析

血流导向装置植入载瘤动脉后会改变动脉瘤囊的血流状态,促进瘤内血栓形成。因此,血流导向装置植入后的血液动力学状态变化对于研究其预后具有重要价值。本节基于理想的脑动脉瘤模型,利用计算流体力学仿真方法研究血流导向装置植入后的相关血液动力学问题。

2.4.1 动脉瘤和载瘤动脉的理想化模型

动脉瘤形态学参数是影响其血液动力学及其是否会发生破裂的关键因素,也是决定治疗器械选择的重要因素。较为重要的形态学参数有载瘤动脉直径、动脉瘤直径、动脉瘤高、瘤颈宽度、血管曲率等。其中载瘤动脉直径为动脉瘤上下游血管直径的平均值,动脉瘤直径为动脉瘤壁上最远两点间的距离,动脉瘤高为动脉瘤瘤壁距离瘤颈所在平面的最大值,瘤颈宽度为动脉瘤颈部沿血管中心线方向的距离,血管曲率为载瘤动脉中心线的曲率半径[23]。为了研究血流导向装置在植入直血管和弯血管后对血液动力学的影响,本节采用参数化建模方法,参考前文 3D 打印模型所用的患者特异性血管模型动脉瘤形态学参数,分别建立了直血管动脉瘤模型(图 2 - 22)和弯血管动脉瘤模型(图 2 - 23),用于血流导向装置的虚拟植入和血液动力学仿真。图 2 - 24 为两个理想化模型的尺寸示意图,两个模型除血管曲率不同外,血管截面为圆形,直径均为 4 mm,血管中心线弧长为 30 mm,动脉瘤为均匀球体,直径为 10 mm,瘤颈宽度为 9 mm,动脉瘤高为 8 mm,为保证血管与动脉瘤之间平滑过渡,且更加贴近真实血管动脉瘤模型,在动脉瘤和血管之间进行了曲率半径为 0.8 的倒圆角。

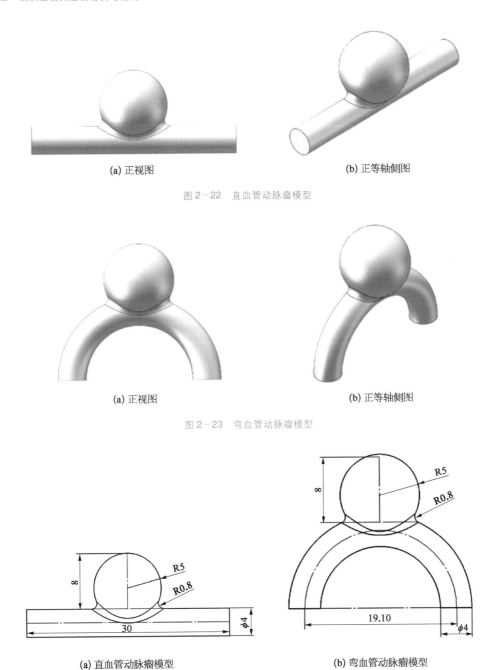

(a) 正视图　　　　　　　　　　　　　　　(b) 正等轴侧图

图 2 - 22　直血管动脉瘤模型

(a) 正视图　　　　　　　　　　　　　　　(b) 正等轴侧图

图 2 - 23　弯血管动脉瘤模型

(a) 直血管动脉瘤模型　　　　　　　　　　(b) 弯血管动脉瘤模型

图 2 - 24　理想化血管动脉瘤模型的尺寸示意图

2.4.2　理想化血管动脉瘤模型中的 Tubridge 支架植入

根据 Tubridge 支架的说明书,4.0 mm 直径的血管适配的 Tubridge 支架标称直径为 4.5 mm,两端喇叭口张角为 45°,长度规格采用最短的 15 mm,丝数为 64 根,丝径为 0.035 mm,支架编织角为 70°。绘制 Tubridge_4515 的模型和网格如图 2 - 25 所示。

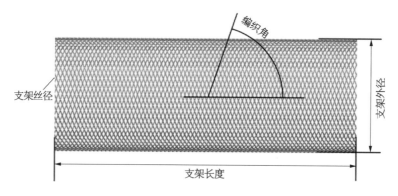

图 2 - 25　植入理想化血管的 Tubridge 支架模型

参照有限元设置方案,Tubridge_4515 的有限元单元采用在 Abaqus 中编号为 B31 的梁单元进行划分,网格数量为 11 904。

1) 有限元虚拟植入过程

在 Abaqus 中,利用有限元方法通过内外压握工具、弯曲工具和推密工具的配合,将 Tubridge 支架植入直血管动脉瘤和弯血管动脉瘤模型中,并推密至不同的程度。 Tubridge 支架植入弯血管动脉瘤模型中的形态变化如图 2 - 26 所示,具体的虚拟植入过程如下:

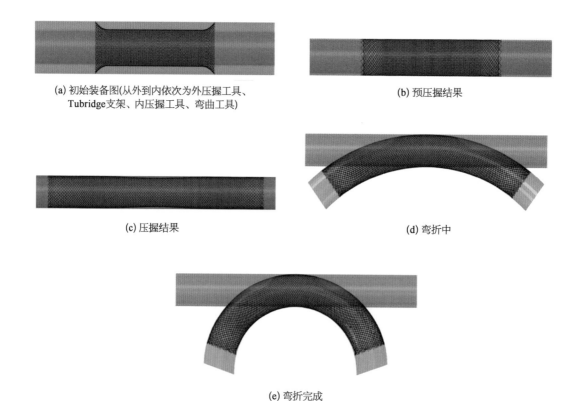

图 2 - 26　Tubridge 支架压握和弯折过程

（1）预压握阶段。设置支架丝自接触及支架与内外压握工具的接触；固定内压握工具，使外压握工具向内收缩将 Tubridge 支架喇叭口收束至外径 4.55 mm（略大于支架工作段外径 4.5 mm）。

（2）压握阶段。内外管一起向内收缩，使得支架外径收缩至 3.95 mm（略小于弯曲工具内径 4.0 mm）。

（3）弯折前阶段。解除 Tubridge 支架与内外压握工具的接触，设置支架与弯曲工具内壁的接触，使支架自膨至与弯曲工具内壁接触。

（4）弯折阶段。弯曲工具均匀折弯，使其中心线与血管中心线运动至重合。

（5）未推密释放。解除支架与弯曲工具的接触，设置支架与血管内壁的接触，使支架自膨至与血管壁贴合，支架稳定后视为支架植入且未推密的结果。

（6）推密阶段。以步骤（5）的结果设置重启动分析，根据支架形态在支架两端各增加一个推密工具的位置，定义支架与两个推密工具的接触，定义位移边界条件，使得推密工具沿血管中心线方向均匀向内收缩 2 mm。

（7）推密后释放。解除支架与推密工具的接触，此时仅存在支架丝与血管壁及支架丝之间的接触，待支架形态稳定后，视为支架植入且推密的结果。

（8）过推密阶段。以步骤（6）的结果设置重启动分析，继续使推密工具沿血管中心线方向均匀向内收缩 3 mm。

（9）过推密后释放。解除支架与推密工具的接触，此时仅存在支架丝与血管壁及支架丝之间的接触，待支架形态稳定后，视为支架植入且过度推密的结果。

Tubridge 支架虚拟植入直血管动脉瘤模型的过程与植入弯血管动脉瘤模型的过程相比，不涉及弯折过程，支架压握完成后接触其与压握工具的接触，使其自膨至与血管内壁接触，而后跨过第（4）、（5）步，从第（6）步开始推密和过度推密。由于 Tubridge 支架非常柔软，几乎不会改变血管的形态，因此在支架释放过程中，血管动脉瘤模型视为刚体，且约束全部六个自由度。

2）Tubridge 支架植入的形态分析

Tubridge 支架植入直血管动脉瘤模型中的形态如图 2-27 所示，可见推密操作会使支架在没有血管壁覆盖的区域直径明显增加，且会增加支架在瘤颈区域的金属覆盖率，且在该区域中部的 1/3 段增加最为明显，但对于前 1/3 的金属覆盖率相对不明显。对于未推密的情况和适当推密的情况，支架的贴壁情况都非常良好，在支架与血管壁之间未出现明显间隙，但在过度推密的情况下，支架在动脉瘤前后的血管段，靠近有动脉瘤的一侧，都出现了明显的间隙，可知在曲率半径较小的血管中释放血流导向装置，过度推密可能会带来贴壁不良的弊端，这种情况是临床中不希望出现和需要避免的。动脉瘤一侧的血管也出现了贴壁不良的情况，不同的是，在弯血管中间段、动脉瘤的对侧，也出现了贴壁不良的情况，支架整体向动脉瘤一侧偏移。分析可知，这是由于在弯血管中对 Tubridge 支架进行推密操作时，合力的方向指向动脉瘤一侧（图 2-28）。

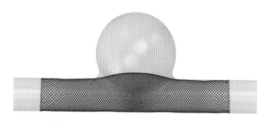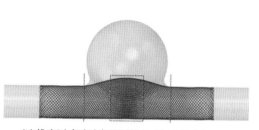

(a) 未推密(支架在中部轻微隆起，支架贴壁良好)

(b) 推密[支架在中部明显隆起（红方框内），且网孔密度明显增加，支架贴壁良好]

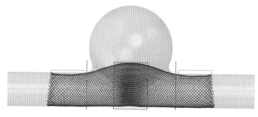

(c) 过度推密[支架在中部明显隆起（红方框内），网孔密度明显增加，但在动脉瘤前后出现了不贴壁的情况（蓝方框内）]

图 2-27　Tubridge 支架植入直血管动脉瘤模型中"推密"手法的模拟

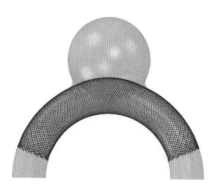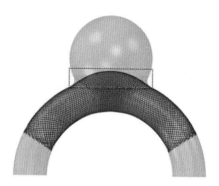

(a) 未推密(支架在中部轻微隆起，支架贴壁良好)

(b) 推密[支架在中部明显隆起（红方框内），且网孔密度明显增加，支架贴壁良好]

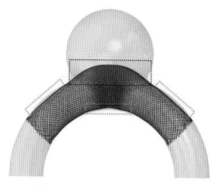

(c) 过度推密[支架在中部明显隆起（红方框内），网孔密度明显增加，但出现了不贴壁的情况（蓝方框内）]

图 2-28　Tubridge 支架植入弯血管动脉瘤模型中"推密"手法的模拟

Tubridge 支架植入两个理想化模型后,均出现了支架向动脉瘤内膨出、外径增加的情况。可以看到,支架向动脉瘤内壁的膨出在弯血管中更为明显,相对血管直径增加了 20% 以上。简单地进行平面力学分析可知,Tubridge 支架在弯血管中向动脉瘤内膨出更多的原因是动脉瘤两侧的血管与血管的作用力主要表现为垂直于接触面的支撑力,而侧向的摩擦力相对支撑力较小,根据力的合成与分解,可知在径向支撑力相同时,弯曲的血管对于支架向下的合理更小,约束支架向腔内膨出的能力也就越弱,直血管对支架的约束更强,血管直径小于支架初始直径,在弯血管中,支架在自身应力的驱使下更容易向外膨出。

直血管动脉瘤模型和弯血管动脉瘤模型的区别在于当推密程度相同时,靠近动脉瘤壁的金属覆盖率,前者要高于后者,这是由于支架在弯血管中释放,靠近动脉瘤一侧的弧长更长,但金属丝的数目是相同的,对应的金属覆盖率会更低。

2.4.3　血流导向装置植入后的计算流体力学仿真

下面使用 Ansys CFX 2019 对 Tubridge 支架植入前、植入后未推密和植入后推密的结果进行计算流体力学仿真,分析血流导向装置植入对于动脉瘤内血液动力学参数的影响。

1) 网格划分

由于 Abaqus 采用梁单元对 Tubridge 支架进行网格划分,计算结果仅包含节点和线段的信息,无法直接用于流体域的定义。故先将变形后的支架网格导出为 wrl 格式,提取其中的节点坐标信息,在 pyFormex 中生成支架中心线,再用对应支架丝径的圆,沿支架中心线扫略成壳单元,并以 inp 格式导出到 Abaqus 中,再利用 Abaqus 导出 stl 文件的自带插件,导出为 stl 格式。Tubridge 支架在未推密和推密的情况下,贴壁都比较良好,这种情况下,已经贴壁的支架丝对于动脉瘤内的流场影响较小。由于主要关心的部分为动脉瘤腔内,仅保留足以覆盖动脉瘤瘤颈处的支架部分参与流体力学计算即可,因为在划分流体区域网格时,支架丝附近的网格尺寸非常小,删去不必要部分的支架的好处是可以大大减少网格数量,提高计算效率。这一做法在动脉瘤的血液动力学研究中也较为常见。图 2-29 中蓝色部分为裁剪完毕用于 CFD 仿真的支架部分,裁剪原则为确保支架能够覆盖住动脉瘤瘤颈口,裁剪完的支架边缘与血管壁紧密贴合。裁剪后封闭所有孔,同时确保所有面片法向朝外,这样做是为了保证在划分网格时能够正确识别支架丝所占据的空间。

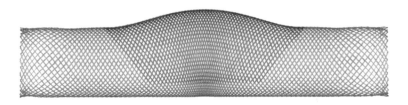

图 2-29　在 Geomagic 中裁剪出用于 CFD 仿真的支架区域
[完整支架(灰)和用于 CFD 仿真的区域(蓝)]

网格划分使用 Ansys ICEM 2019 进行,由于几何结构过于复杂,无法用结构化单元或六面体单元进行拟合,网格类型只能设置为四面体单元。设置全域最大网格尺寸为 0.3 mm,出入口最大网格尺寸为 0.2 mm,支架丝设置为内壁面,为了确保能够很好地还原支架丝的形态,设置支架丝附近的最大网格尺寸为 0.03 mm。血管动脉瘤壁面上的网格划分情况如图 2-30 所示,可见支架与动脉瘤贴壁的地方,网格有明显的加密。实际网格尺寸远小于网格最小尺寸,最终带支架的模型,网格数量在 700 万~900 万。

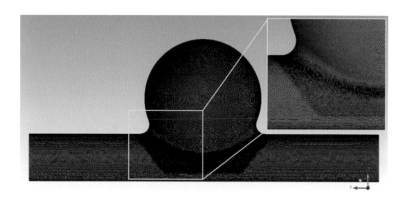

图 2-30　血管动脉瘤壁面网格划分情况

2） 材料属性和边界条件

在本研究中,血液采用血液动力学研究中常用的牛顿流体,密度为 1 060 kg/m³,黏度为 0.003 5 Pa·s,采用层流模型进行计算[24]。

模型的边界条件设置如图 2-31 所示,血管左侧管道定为入口,按照泊肃叶定律,施加抛物面的速度边界条件,中心速度最高,速度波形如图 2-32 所示,入口的血管边缘处速度为 0 m/s,心动周期为 0.8 s,对应心率为 75 跳/min,中心速度峰值为 0.558 m/s,出现在每个心动周期内的第 0.1 s。血管右侧管道施加出口边界条件,参考压力设为 0 Pa。在该模型中,血管壁和支架丝定义为刚性无滑移壁面。

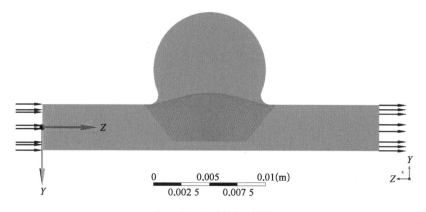

图 2-31　边界条件的设置

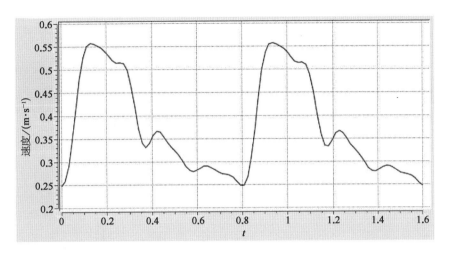

图 2 - 32　入口处中心速度波形

整个过程以瞬态模式进行计算,共计算两个心动周期,时间步长设置为 0.005 s,要求每个时间步迭代残差在 $1×10^{-4}$以下。

2.4.4　Tubridge 支架植入血管动脉瘤模型的血液动力学分析

为了更细致地分析血流导向装置 Tubridge 支架植入对于脑动脉瘤的影响,在对 CFX 计算结果的后处理中,将血管动脉瘤模型划分为如图 2 - 33 所示的瘤体、瘤颈和血管三个部分。由于第一个心动周期内,流场以初始速度为 0 m/s 为初条件开始迭代,实际的心动周期内并不存在这样的时刻,与之后的心动周期内的流动情况存在一定的偏差,故选取第二个心动周期进行分析。

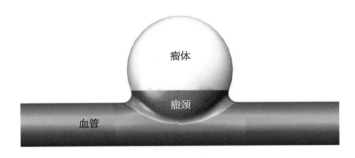

图 2 - 33　用于 CFX 后处理的模型划分情况

1) 直血管动脉瘤模型

$T = 0.95$ s 左右,动脉瘤瘤颈口的速度到达峰值,首先选取该时刻的流线图(图 2 - 34)和血管中心线所在平面的速度剖面(图 2 - 35)。三个流线图均从入口处布点开始计算,布点数目统一为入口平面内均匀分布的 500 个点,瘤体内流线的密度代表了血液进入动脉瘤的流量,可知血流导向装置的植入大大减少了进入动脉瘤腔体内部的流量。观察进

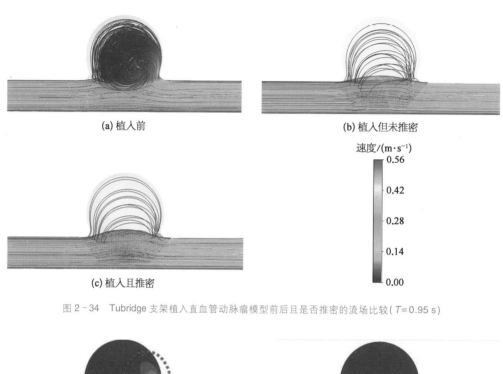

图2-34　Tubridge 支架植入直血管动脉瘤模型前后且是否推密的流场比较(T=0.95 s)

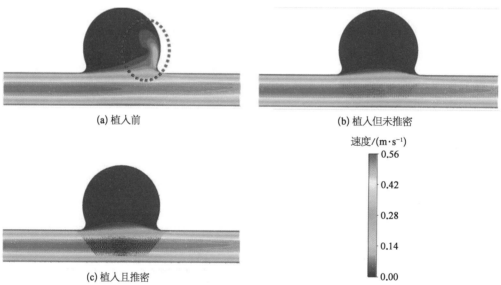

图2-35　Tubridge 支架植入直血管动脉瘤模型中心剖面速度分布(T=0.95 s)

入动脉瘤的流线可以发现,血液主要从靠近远心端一侧进入动脉瘤,在内部形成一个大的涡旋,而后从靠近近心端一侧流出动脉瘤。

从图2-35的速度剖面可以看到,在未植入血流导向装置的情况下,直血管动脉瘤模型中,在靠近远心端一侧(图2-35a 红圈内),血流具有较高的速度,而血流导向装置的植入很大程度上减少了这种情况。

血流导向装置植入对直血管动脉瘤模型的瘤体和瘤颈处的壁面切应力在心动周期内的变化如图2-36所示,可见在整个心动周期内都有降低作用。

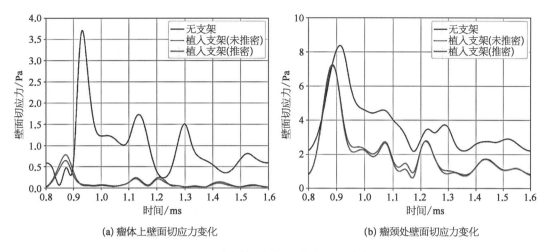

(a) 瘤体上壁面切应力变化　　　　　　　　　　　(b) 瘤颈处壁面切应力变化

图 2 - 36　直血管动脉瘤模型的壁面切应力变化

2）弯血管动脉瘤模型

弯血管动脉瘤模型中较为重要的壁面切应力、压力等血液动力学参数的峰值均出现在 $T=0.9$ s 附近,这也是入口速度最大的时候,选取该时刻的结果进行后处理,得到三个模型的速度流场速度剖面,如图 2 - 37 和图 2 - 38 所示。

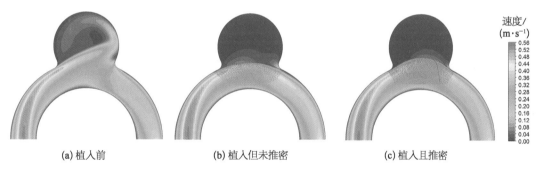

(a) 植入前　　　　　　　　　(b) 植入但未推密　　　　　　　　(c) 植入且推密

图 2 - 37　弯血管动脉瘤模型的速度剖面[血管中心线所在平面($T=0.9$ s)]

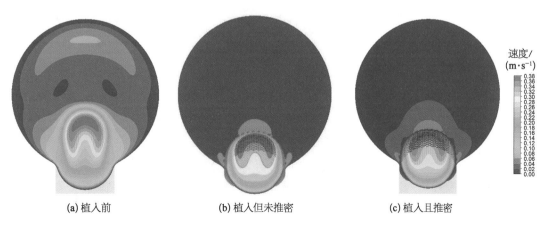

(a) 植入前　　　　　　　　　(b) 植入但未推密　　　　　　　　(c) 植入且推密

图 2 - 38　弯血管动脉瘤模型的速度剖面[动脉瘤截面($T=0.9$ s)]

　　图 2-39 显示了脑动脉瘤腔体内靠近远心端一侧的压力分布,可以看到在血流导向装置植入前,瘤体中部有明显的高压力区域,这是由图 2-37 中朝向动脉瘤内部射流带来的。血流导向装置植入后,动脉瘤内部压力明显降低,推密操作能够使动脉瘤的压力进一步降低。且瘤体部分的压力整体较为均一,这是由于血流导向装置的植入阻断了朝向动脉瘤远心端一侧的射流,避免了血流对动脉瘤内壁的直接冲击。

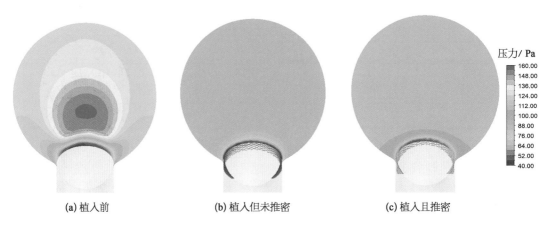

图 2-39　弯血管动脉瘤模型中动脉瘤靠近远心端一侧的压力分布(T=0.9 s)

　　图 2-40 显示了 T=0.9 s 时动脉瘤瘤体的壁面切应力分布情况,其中图 2-40a 血流导向装置植入前的壁面切应力分布呈现出明显的环状,这是由于射流在冲击到血管壁面形成图 2-39 显示的高压力区域后,沿血管壁向四周分散,给血管壁带来了局部较高的剪切应力。图 2-41 显示了 T=0.9 s 时动脉瘤瘤颈的壁面切应力分布情况。

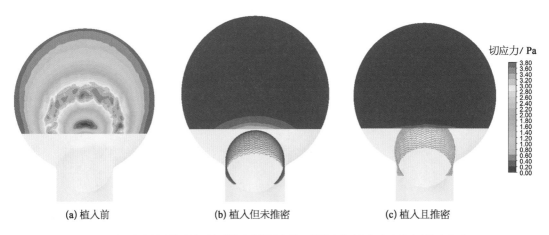

图 2-40　弯血管动脉瘤模型中动脉瘤靠近远心端一侧的瘤体壁面切应力分布(T=0.9 s)

　　血流导向装置植入对弯血管动脉瘤模型的瘤体和瘤颈处的壁面切应力在心动周期内的变化如图 2-42 所示,可以看到在整个心动周期内壁面剪切力都有降低作用,但是"推密"与否对壁面剪切力的影响不大。

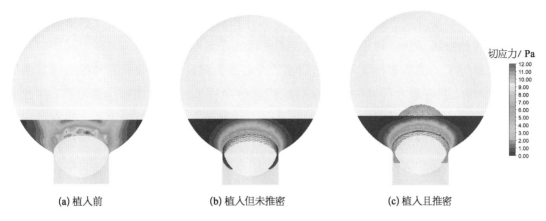

(a) 植入前   (b) 植入但未推密   (c) 植入且推密

图 2-41 弯血管动脉瘤模型中动脉瘤靠近远心端一侧的瘤颈壁面切应力分布($T=0.9\,\text{s}$)

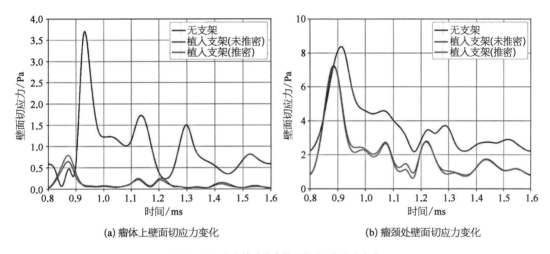

(a) 瘤体上壁面切应力变化   (b) 瘤颈处壁面切应力变化

图 2-42 弯血管动脉瘤模型的壁面切应力变化

3）动脉瘤血液动力学参数

动脉瘤内壁的壁面切应力和压力大小与动脉瘤的生长和破裂密切相关。Tubridge 支架植入后,动脉瘤上的壁面切应力峰值可以查找 Tubridge 支架植入对动脉瘤壁面切应力影响表格得到,首先对比直血管和弯血管在支架植入前的壁面切应力增加可以发现,在弯血管动脉瘤模型上的壁面切应力远高于直血管动脉瘤模型,对比图 2-35 和图 2-37 可以发现,这是由于在弯血管动脉瘤模型中,在远心端的内壁正对血液来流方向,直接受到血液的冲击,进而在局部形成较高的压力。不难发现,血流导向装置的植入,无论推密与否,均可明显降低动脉瘤瘤体内的壁面切应力峰值大小,而对于瘤颈口的壁面切应力,在直血管动脉瘤模型中血流导向装置植入带来的降低并不明显,但降低后的数值仍小于弯血管动脉瘤模型的峰值。

2.5 总结与展望

本章综合运用有限元方法、计算流体力学方法、计算机辅助建模、支架台架试验,对编织型支架治疗脑动脉瘤进行了计算固体力学和计算流体力学仿真，为通过数值仿真进行编织型支架治疗脑动脉瘤的手术规划提供了可行的方案。

本章提出了一种基于有限元方法，以血管中心线为路径，通过微导管和推送装置的配合，模拟编织支架在患者特异性脑动脉瘤载瘤动脉中释放过程的建模仿真流程，实现了对真实编织型支架释放过程的高度还原。证明了利用有限元方法对编织型支架在载瘤动脉中植入过程进行虚拟仿真的可行性，以及使用有限元方法预测血管变形和植入过程中血管内壁应力变化的潜力。过程中发现，LVIS Jr.支架外扩的端部在植入过程中进行推密操作时，会给血管内壁带来较大的应力，存在损伤血管的风险，手术过程需要格外小心，在支架从微导管中推出 2/3 前，不宜进行推密操作。

在第一种建模仿真流程的基础上进行优化，得到了一种更为快速的编织型支架在脑动脉瘤中释放后形态的有限元虚拟植入方案，并与 3D 打印模型中的 LVIS 支架的 Micro CT 扫描重建结果做了对比，证明了方法的可靠性和有效性。该方法相较于第一种，虽然并未还原真实的手术过程，但可以得到合理可靠的编织型支架释放后形态，也可以将血管壁定义为弹性材料，用以分析支架植入对于血管形态的影响。

基于前面两种方法，模拟了血流导向装置 Tubridge 支架分别在直血管动脉瘤模型和弯血管动脉瘤模型中的植入过程，对比分析了不同推密程度对于血流导向装置的释放形态、金属覆盖率及贴壁性的影响。根据仿真结果发现，随着推密程度的增加，支架向动脉瘤内壁的膨出增加，血流导向装置在瘤颈口的金属覆盖率也会增加，但位置始终主要集中在对应动脉瘤瘤颈口的中间 1/3 部分，在弯血管中植入血流导向装置时，瘤颈口的金属覆盖率较直血管中更低，在进行推密操作时，更易使血管壁向动脉瘤中膨出。

对两种理想化血管动脉瘤模型植入血流导向装置前后的血液动力学变化进行了计算流体力学仿真，分析血流导向装置对于不同曲率载瘤动脉的血液动力学的影响，发现了血流导向装置能够明显降低血流对动脉瘤内壁的冲击，阻断射流，大幅降低动脉瘤瘤体的壁面切应力（直血管 78%～89%，弯血管 84%～87%），但对于动脉瘤瘤颈口的壁面切应力的降低则相对不明显（直血管 13%～14%，弯血管 32%～39%）。

本章提出的两种编织型支架虚拟植入方案，由于缺乏临床随访数据对支架形态的预测办法进行校验和优化，期望后期可以积累可靠的临床随访数据，优化释放过程中的参数设置，开展体外试验获取可靠的材料属性等数据，提高方案的可靠性和易用性。

本章提出的基于有限元方法的编织植入方法，为了降低建模难度、提高计算速度，采用了较多的简化假设。而在临床实践中，微导管的选择、导丝的选择、患者血管材料属性的差别、瘤颈口钙化等问题都可能会影响最终的释放效果。后续希望可以得到更多临床数据及真实产品的测试数据，做出更加接近真实支架释放过程的模拟。由于可以提供力的反馈信息，最终期望能将相关技术和经验推广到介入手术机器人的开发之中。

对于血液动力学的分析，更准确的边界条件、血液与血管壁的流固耦合、更符合真实血液的本构模型，都是后期工作值得追求的目标。但万变不离其宗，所有的目标最终都是为了一个目的,那就是更清楚地揭示动脉瘤生长、破裂、转归的机理,帮助改进介入治疗产品设计,优化手术方案,提高脑动脉瘤的治疗效果。

参考文献

[1]　Zhou M G, Wang H D, Zeng X Y, Yin P, Zhu J, Chen W Q, Li X H, Wang L J, Wang L M, Liu Y N, Liu J M, Zhang M, Qi J L, Yu S C, Afshin A, Gakidou E, Glenn S, Krish V S, Miller-Petrie M K, Mountjoy-Venning W C, Mullany E C, Redford S B, Liu H Y, Naghavi M, Hay S I, Wang L H, Murray C J L, Liang X F. Mortality, morbidity, and risk factors in China and its provinces, 1990 – 2017: a systematic analysis for the global burden of disease study 2017[J]. The Lancet, 2019, 394 (10204): 1145 – 1158.

[2]　Wang W, Jiang B, Sun H, Ru X, Sun D, Wang L, Wang L, Jiang Y, Li Y, Wang Y. Prevalence, incidence, and mortality of stroke in China clinical perspective: results from a nationwide population-based survey of 480687 adults[J]. Circulation, 2017, 135(8): 759 – 771.

[3]　Krishnamurthi R V, Feigin V L, Forouzanfar M H, Mensah G A, Connor M, Bennett D A, Moran A E, Sacco R L, Anderson L M, Truelsen T, O'Donnell M, Venketasubramanian N, Barker-Collo S, Lawes C M M, Wang W, Shinohara Y, Witt E, Ezzati M, Naghavi M, Murray C. Global and regional burden of first-ever ischaemic and haemorrhagic stroke during 1990 – 2010: findings from the global burden of disease study 2010[J]. The Lancet Global Health, 2013, 1(5): E259 – E281.

[4]　Jones H R. Netter's neurology[R]. 2012.

[5]　Kamide H, Tabani T, SaFaeE M M, Burkhardt J K, Lawton M T. Microsurgical clipping of ophthalmic artery aneurysms: surgical results and visual outcomes with 208 aneurysms[J]. Journal of Neurosurgery, 2018, 129(6): 1511 – 1521.

[6]　Ding Y H, Lewis D A, Kadirvel R, Dai D, Kallmes D F. The woven endobridge: a new aneurysm occlusion device[J]. Am J Neuroradiol, 2011, 32(3): 607 – 611.

[7]　Henkes H, Weber W. The past, present and future of endovascular aneurysm treatment[J]. Clinical Neuroradiology, 2015, 25(S2): 317 – 324.

[8]　Perrone R D, Malek A M, Watnick T. Vascular complications in autosomal dominant polycystic kidney disease[J]. Nature Reviews Nephrology, 2015(11): 289 – 298.

[9]　Hasan D M, Nadareyshvili A I, Hoppe A L, Mahaney K B, Kung D K, Raghavan M L. Cerebral aneurysm sac growth as the etiology of recurrence after successful coil embolization[J]. Stroke, 2012, 43 (3): 866 – 868.

[10]　Campi A, Ramzi N, Molyneux A J, Summers P E, Kerr R, Sneade M, Yarnold J A, Rischmiller J, Byrne J V. Retreatment of ruptured cerebral aneurysms in patients randomized by coiling or clipping in the international subarachnoid aneurysm trial (ISAT). Stroke, 2007, 38(5): 1538 – 1544.

[11]　Ota N, Matsukawa H, Noda K, Sato H, Hatano Y, Hashimoto A, Miyazaki T, Kondo T, Kinoshita Y, Saito N. Evaluation of microsurgery for managing giant or complex cerebral aneurysms: a retrospective study[J]. World Neurosurgery, 2018, 115: E190 – E199.

[12]　Ferns S P, Sprengers M E S, Van W J. Coiling of intracranial aneurysms: a systematic review on initial occlusion and reopening and retreatment rates[J]. Stroke, 2009, 40(8): E523 – E529.

[13]　Bhogal P, Ganslandt O, Bzner H, Henkes H, Perez M A. The fate of side branches covered by flow diverters-results from 140 patients[J]. World Neurosurgery, 2017, 103: 789 – 798.

[14]　胡章頔.医用镍钛合金自膨胀支架的结构设计及力学性能分析[D].西安:西安理工大学,2018.

[15]　杨鹏飞,刘建民,黄清海,许奕,洪波,赵文元,李强,方亦斌,张煜辉.新型血流导向装置 Tubridge 治疗颅内动脉瘤的初步经验[J].介入放射学杂志,2011,20(5): 357 – 362.

[16]　Leonardi M, Cirillo L, Toni F, Dall'Olio M, Agati R. Treatment of intracranial aneurysms using flow-diverting silk stents (balt): a single centre experience[J]. Interventional Neuroradiology Journal of Peritherapeutic Neuroradiology Surgical Procedures & Related Neurosciences, 2011, 17(3): 306 – 315.

[17]　郑玉峰,赵连城.生物医用镍钛合金[M].北京:科学出版社,2004.

[18]　Torii R, Oshima M, Kobayashi T, Takagi K, Tezduyar T E. Fluid-structure interaction modeling of aneurysmal conditions with high and normal blood pressures[J]. Computational Mechanics, 2006, 38(4 – 5): 482 – 490.

[19] Cai Y H, Meng Z Y, Jiang Y Q, Zhang X L, Yang X J, Wang S Z. Finite element modeling and simulation of the implantation of braided stent to treat cerebral aneurysm [J]. Medicine in Novel Technology and Devices, 2020(5): 100031.

[20] Ma D, Dumont T M, Kosukegawa H, Ohta M, Yang X, Siddiqui A H, Meng H. High fidelity virtual stenting (hifivs) for intracranial aneurysm flow diversion: in vitro and in silico[J]. Annals of Biomedical Engineering, 2013, 41(10): 2143 – 2156.

[21] 王盛章,蔡云寒,孟庄源,张晓龙,杨新健,董智慧.支架植入的有限元仿真及其在出血型心脑血管疾病手术规划中的应用[J].生物医学工程学杂志,2020, 37(6): 44 – 52.

[22] Makoto, Ohta, Toshio, Nakayama, Akira, Takahashi, Daniel A, Riifenacht. Three-dimensional reconstruction of a cerebral stent using micro-ct for computational simulation[J]. Journal of Intelligent Material Systems and Structures, 2007, 19(3): 313 – 318.

[23] 刘超博,黄焕斌,汪锡华,王之涵,徐豪,任力.颅内动脉瘤破裂风险和动脉瘤形态学参数的关系[J].中国临床神经外科杂志,2018, 23(2): 81 – 84.

[24] Zhang Q, Liu J, Zhang Y, Zhang Y, Tian Z, Li W, Chen J, Mo X, Cai Y, Paliwal N. Efficient simulation of a low-profile visualized intraluminal support device: a novel fast virtual stenting technique [J]. Chinese Neurosurgical Journal, 2018, 4(1): 6.

第 3 章　覆膜支架建模仿真与应用

覆膜支架(stent-graft)也称为覆膜支架人工血管,是指在金属支架上覆盖一层聚合物膜,主要用于治疗出血型主动脉疾病,如主动脉夹层、主动脉瘤等。通过介入方式植入覆膜支架可以将正常的动脉供血通道与夹层假腔或者动脉瘤隔绝开,从而减少血流对血管壁的冲击,降低假腔或者瘤腔内血流速度促进血栓的形成,起到治疗的作用。覆膜支架产品也被用于脑动脉瘤或者外周血管狭窄的治疗。本章主要介绍主动脉覆膜支架有限元建模仿真的方法,并利用此方法研究覆膜支架植入后引起主动脉新发破口的力学机制。

3.1　背景介绍

本节首先介绍主动脉夹层的病理及分型,然后重点介绍 B 型主动脉夹层介入治疗方法及临床存在的问题。

3.1.1　主动脉夹层病理

主动脉夹层是由主动脉血管结构发生病理变化引起内膜破裂,使血流流入主动脉壁内导致血管壁分层,剥离的内膜片分隔形成"双腔主动脉"。它起病急、发展快、病情凶险,是较常见的最复杂、最危险的心血管疾病之一。主动脉夹层的发生、发展过程是一个动态过程,可发生在主动脉的任何部位,从而导致一系列临床症状,其病理基础为血流经主动脉内膜破口冲击血管壁进入主动脉中层,导致血管膜结构沿主动脉纵轴分离,从而形成真假腔,并向主动脉的近端及远端撕裂。主动脉内膜及中膜在血流的冲击下,可呈轴向或螺旋形撕裂,而外膜层保持完整,外膜层与内膜片之间的区域则为主动脉夹层的假腔,而原来的主动脉腔为真腔。流行病学研究结果显示,主动脉夹层每年的发病率约为3/10 000。主动脉夹层发生后,主动脉壁的完整性遭到破坏,承受血流压力的能力减弱,从而容易导致血管壁破裂。当主动脉直径大于 5～6 cm 时更易发生破裂,导致夹层患者在短时间内死亡[1]。

　　主动脉夹层可发生在升主动脉、降主动脉、主动脉弓及腹主动脉处,通常根据主动脉夹层破口的位置及夹层累及的范围,对主动脉夹层进行分型。目前较为常用的是 DeBakey 分型,DeBakey 等于 1965 年根据夹层破口的位置及夹层累及的范围,将夹层分为 I 型、II 型与 III 型:I 型夹层起源于升主动脉,越过主动脉弓扩展至主动脉弓远端,累及大部分或整个主动脉;II 型夹层起源并局限于升主动脉;III 型夹层起源于降主动脉,常沿主动脉顺行向远端扩展至胸主动脉或腹主动脉。另一种分型方法为 Stanford 分型,Daily 等于 1970 年根据夹层破口的位置,将夹层分为 Stanford A、Stanford B 两型。Stanford A 型指破口位于升主动脉,相当于 DeBakey 分型的 I 型和 II 型。Stanford B 型指破口起源于降主动脉,左锁骨下动脉开口以下,相当于 DeBakey 分型的 III 型[2-3]。图 3-1 所示为一个 B 型主动脉夹层的 CTA 断层图像和三维重建后的形态。不同类型的主动脉夹层,其治疗方式也不同。Stanford 分型为临床医生治疗决策的制定提供了有效的帮助。

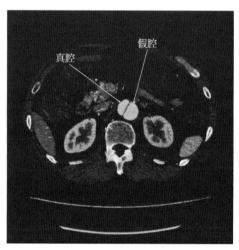
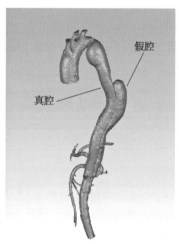

(a) 主动脉夹层的CTA影像　　　　　　(b) 主动脉夹层三维形态

图 3-1　Stanford B 型主动脉夹层

3.1.2　主动脉夹层手术治疗及临床问题

　　根据主动脉夹层病发状况,选择相对应的治疗方法。急性 Stanford A 型夹层目前主要是以传统开放手术治疗为主,腔内治疗为辅,而急性非复杂性 Stanford B 型夹层则一般情况下以药物保守治疗为主。若是夹层进展导致病情演变为复杂性主动脉夹层时,则应考虑尽早手术治疗[4]。具体情况还要根据患者的年龄、手术方法的难易、手术并发症情况及手术生存率与生存率来进行选择。新的治疗方法为近些年发展起来的腔内介入治疗即支架植入术,它具有创伤小的优点,术后 3 d 内未出现明显并发症即可出院,较开放手术具有恢复周期短、术后并发症概率低、疗效确切、便于开展等优点。

胸主动脉腔内修复术（thoracic endovascular aortic repair, TEVAR）通过覆盖主动脉夹层近心端破口，即封堵夹层内膜破裂口，防止血液继续流向假腔，扩张主动脉真腔，从而达到恢复真腔血供、促使假腔血栓化及主动脉重塑的作用[5-6]。TEVAR 自 1999 年首次用于治疗主动脉夹层以来，因其较传统开放手术具有微创、并发症少、早期疗效安全有效等优点，目前已被推荐成为治疗 B 型主动脉夹层的主要治疗方法[7]，其治疗过程如图 3 - 2 所示。从图 3 - 2a 可见，腹主动脉造影显示真腔狭小，腹腔干及右肾动脉起自假腔，肠系膜上动脉起自真假两腔，左肾动脉起自真腔；从图 3 - 2b 可见，主动脉弓正位造影显示弓上三分支血流通畅，双侧椎动脉对称显影；从图 3 - 2c 可见，主动脉弓侧位 45°造影显示假腔紧贴左锁骨下动脉，并向下降胸主动脉累及；从图 3 - 2d 可见，标记左颈总动脉、左锁骨下动脉开口及主动脉弓小弯侧拐点，导入 Gore c - TAG 人工血管内支架，支架覆膜部分定位于左锁骨下动脉开口中点处释放；从图 3 - 2e 可见，再次主动脉弓侧位 45°造影显示支架定位良好，血流通畅，假腔消失，未见明显内漏；从图 3 - 2f 可见，再次腹主动脉 T12 造影显示腹主动脉血流通畅，假腔显影较前明显变缓。

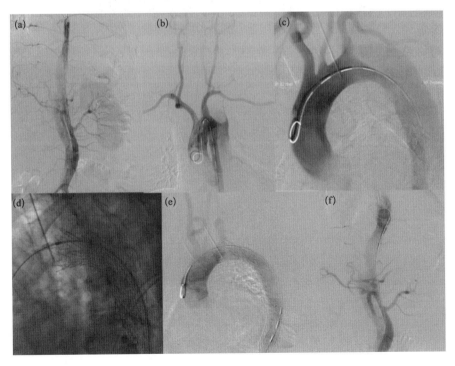

图 3 - 2　B 型夹层胸主动脉腔内修复术手术过程

然而具有显著优势的同时，覆膜支架在植入使用过程中也常出现一些问题，如支架未能完全释放或者支架强行撑开血管，撕裂划伤血管壁出现新发破口；支架弯曲变形使覆膜褶皱无法完全贴附血管壁或者因过度褶皱产生裂缝而形成内漏；部分患者在术后出现逆行性 A 型夹层等[8-9]，如图 3 - 3 所示。

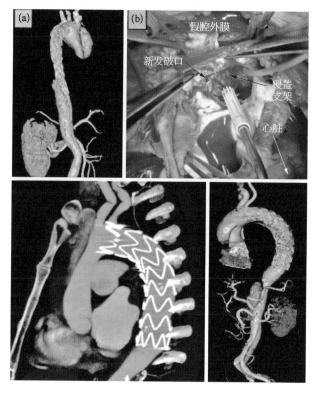

图 3 - 3　覆膜支架植入后出现逆行性 A 型夹层

3.2　模型构建与数值仿真方法

　　TEVAR 出现内漏和新发破口的生物力学机制是什么,以及如何评估覆膜支架植入后出现此类并发症的风险是临床上非常关心的问题。基于 CTA 数据,建立具有患者特异性的胸主动脉夹层三维几何模型,通过虚拟植入覆膜支架可以定量评估覆膜支架与血管壁之间的相互作用,分析覆膜支架释放后对胸主动脉的力学损伤情况。本节通过对三款覆膜支架 Valiant、Talent 与 c - TAG 释放结果的对比分析,比较各款覆膜支架植入后对主动脉的作用力;然后对两只犬进行手术试验,追踪术后情况并与有限元分析结果做对比,从而验证仿真结果,为优化手术方案、降低新发破口的发生率、进一步提高 TEVAR 的安全性和有效性提供理论依据。

3.2.1　主动脉夹层几何模型构建

　　本研究所使用的临床数据来自复旦大学附属中山医院,将一例具有高血压病史的 45 岁急性 Stanford B 型主动脉夹层患者作为本次数值仿真的研究对象,本研究已获得复旦大学附属中山医院伦理委员会批准。使用螺旋 CT(Aquilion PRIME, Toshiba Medical Systems 公司,日本)进行计算机断层血管造影,获得主动脉的断层数据。使用图形工作站将 DICOM 标准格式的断层数据导入医学图像处理软件 MIMICS 15.0 进行图像分割。在分割过程中保留主动脉弓的三个主要分支动脉:无名动脉、左颈总动脉、左锁骨下动脉。考虑到本研究重点不是腹主动脉,为了简化模型,将腹主动脉的主要分支均舍弃。

图像分割之后利用 Geomagic Studio 11.0 提供的删除、修补漏铜、光顺、删除钉状物、网格医生等功能,对血管模型进行修改,最后抽取 NURBS 曲面获取精确曲面片分布,生成表面光滑的三维曲面模型,以 IGES 格式导出。三维重建且光顺修补之后的主动脉夹层的三维几何模型如图 3-4a 所示。

由于降主动脉血管段没有侧支,模拟结果发现在释放过程中覆膜支架偏离血管中心线幅度值较大,且升主动脉封口处变形太过剧烈,覆膜支架形变过大,不符合临床真实状况。因此,在此基础上,在血管中间部位添加长度为 10 mm 的侧支,并且在有限元模型中将侧支端部进行固定,模拟人体内侧支血管和肌肉等对主动脉的约束作用,从而使数值模拟结果更加稳定,也更加符合真实情况,最终的主动脉模型如图 3-4b 所示。

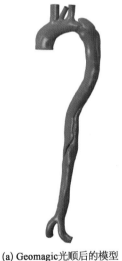
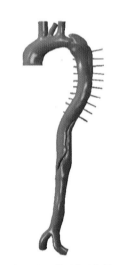

(a) Geomagic光顺后的模型　　　　　　　　　　(b) 增加侧支血管后的几何模型

图 3-4　主动脉夹层几何模型

3.2.2　支架实体模型构建

本研究所使用的胸主动脉覆膜支架样品 Valiant Captivia 由美国 Medtronic 公司提供,由聚酯移植物织品和镍钛记忆合金丝制成的弹簧支架环组成,如图 3-5a 所示。Valiant 胸主动脉覆膜支架预装在 Captivia 输送系统中。该输送系统与导丝相兼容,通过股动脉或髂动脉入路导入血管腔内,经主动脉将支架推送至主动脉弓锚定区域。

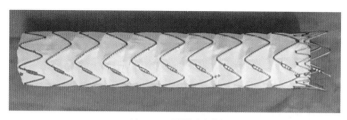

(a) Valiant覆膜支架样品

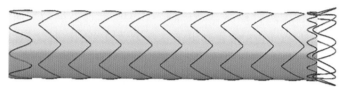

(b) Valiant覆膜支架几何模型

图 3-5　覆膜支架几何模型

　　Valiant 覆膜支架由八波峰的裸支架环、十六波峰的细小镍钛合金环、五波峰和八波峰的支架环构成,支架环几何尺寸信息见表 3-1。所有的支架环由 CAD 软件 Proe 5.0 构建。最后在 Abaqus 6.14 软件中进行装配,从而得到整个覆膜支架的几何模型,如图 3-5b 所示,覆膜支架长度×近端直径×远端直径为 172.5 mm×33 mm×33 mm,覆膜支架模型与真实产品尺寸比值为 1。

表 3-1　覆膜支架环(Valiant)参数

参　　数	环 1	环 2	环 3
波峰形状	M	Sin-M	Sin-M
波峰个数	5	8	16
波峰高度/mm	11.98	12.58	5.58
支架丝直径/mm	0.24	0.29	0.29

3.2.3　输送工具模型构建

　　覆膜支架植入的有限元仿真需要用到多种辅助工具,包括用于支架压握的压握圆柱,用于支架弯曲的弯曲圆柱,以及引导支架弯曲的弯曲引线。直接在有限元分析软件 Abaqus 里面画出压握圆柱、弯曲圆柱和弯曲引线。

3.2.4　计算网格划分

　　利用有限元网格划分软件 Hypermesh 13.0 进行网格划分。首先,为主动脉夹层的三维几何模型进行计算网格划分,网格单元类型为 S3R;其次,在覆膜支架释放过程中需要使用辅助圆柱作为覆膜支架压缩和弯曲支架的工具,辅助圆柱被定义为刚性面,有限元网格划分采用 Surface 单元库中的三维四节点减缩积分单元 SFM3D4R;最后,支架金属丝网格采用六面体单元,单元子类型是 C3D8R;覆膜网格类型为膜单元,单元类型为 M3D4R。网格具体参数见表 3 - 2。图 3 - 6 所示为网格划分好的有限元模型。

表 3 - 2　有限元网格参数

材　　料	单元数量	节点数量	单元类型
患者血管	97 300	48 845	S3R
覆　　膜	151 700	152 070	M3D4R
支 架 环	145 148	200 063	C3D8R
压握圆柱	26	52	C3D8R
弯曲圆柱	3 168	3 200	SFM3D4R
弯曲引线	100	99	T3D2

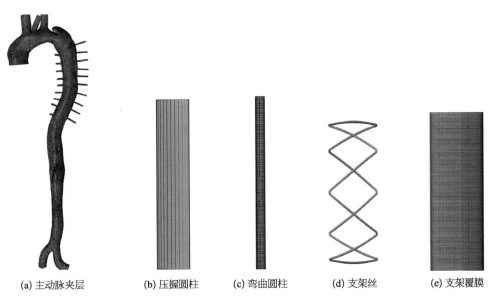

(a) 主动脉夹层　　(b) 压握圆柱　　(c) 弯曲圆柱　　(d) 支架丝　　(e) 支架覆膜

图 3 - 6　有限元模型和网格

3.2.5　材料属性和边界条件的设定

主动脉夹层的血管壁参考临床解剖数据设置为各向同性、等厚度壁厚 1 mm,且采用线弹性本构关系,覆膜支架的金属丝选用镍钛记忆合金。本研究中选择 Abaqus 6.14 内置的镍钛合金作为支架金属丝材料。将支架金属丝部分设置为各向同性、均匀、不可压缩的材质。Valiant 与 Talent 覆膜支架附着的膜材料为涤纶(PET),c‑TAG 覆膜支架材料为膨体聚四氟乙烯(ePTFE),将其定义为各向同性的壳体,其各项材料参数见表 3‑3。

表 3‑3　覆膜与血管的材料属性

参　数	材　料	
	覆　膜	血　管
杨氏模量 E/MPa	1 840	5
泊松比 ν	0.35	0.45
厚度/mm	0.08	1

3.2.6　有限元仿真

临床上覆膜支架植入血管时需将其压握到配套的输送鞘并运送至病变位置,然后将输送鞘撤离,使支架凭借镍钛合金的超弹性恢复其原始尺寸,进而与血管壁发生相互作用,依靠其径向力和顶端的金属裸支架将其固定在主动脉中[10]。覆膜支架释放过程的仿真用到的模块有主动脉夹层血管、支架环、覆膜、压握圆柱、弯曲圆柱和弯曲引线。释放过程分为三个步骤:

(1)压握。即在压握壳的外表面施加一个径向力,将支架置入弯曲圆柱内,此过程是将支架缓慢压握到弯曲圆柱内,为准静态过程。

(2)弯曲。即将存放在弯曲圆柱内的覆膜支架送至患者血管病变位置,弯曲过程中弯曲圆柱随弯曲引线的变形而变形,也是准静态过程。

(3)释放。即撤掉弯曲圆柱与覆膜支架的接触,使覆膜支架依靠其材料特性自行膨胀并与血管壁相互作用,设置接触属性时,目标血管内表面和覆膜支架外表面定义为摩擦接触,摩擦因数自定义为 0.2[11],支架内表面与覆膜外表面为绑定,以保证在模拟过程中支架与覆膜之间不会发生相对移动。覆膜支架的有限元释放过程如图 3‑7 所示。

对于有限元仿真,一般是计算网格划分得越密则计算精度会越高,但相应的计算成本就会越高,因此首先检验计算结果对网格的依赖性。

研究利用有限元分析软件 Abaqus 来模拟 Valiant 覆膜支架治疗主动脉夹层的过程。动力分析有限元求解方法可归类为显式算法和隐式算法[12],显式算法基本假定为:在一微小时间段内,模型任意点速度、加速度为常数。Abaqus 软件 Explicit 模块应用中心差分法对运动方程进行显式时间积分。隐式算法含义为: $t + \Delta t$ 状态不仅与 t 时刻状态有关,且与 $t + \Delta t$ 时刻某些量有关。Abaqus 软件 Standard 应用 Hilber-Hughes-Taylor 隐式算法、Newton-Raphson 迭代法进行动力方程求解[13]。Rebelo 等发现无条件稳定隐式算法比较适

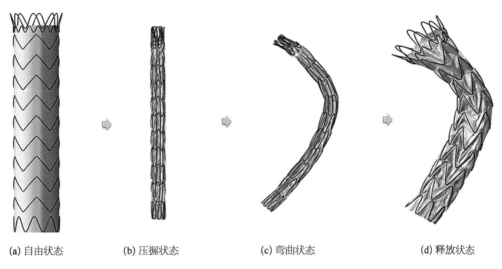

(a) 自由状态　　　　　(b) 压握状态　　　　　　　(c) 弯曲状态　　　　　　　　(d) 释放状态

图 3 - 7　覆膜支架的有限元释放过程

合小规模二维问题,而在解决三维复杂问题时存在一些困难,显式算法对后者更稳定有效[14]。

　　本研究中 Abaqus 求解采用显示算法,数值仿真中选定最优计算时长为 12 s。在第(3)步中,因为覆膜支架是瞬时释放,故释放为动态过程。整个模拟过程中,在全局坐标系下对血管两端口及其侧支进行固定,使环境接近体内真实情况。

3.3　支架植入主动脉弓不同位置的研究

　　本节研究覆膜支架的裸支架在不同区域释放对血管米塞斯应力分布产生的影响。选择同一种型号和规格的覆膜支架在同一个主动脉夹层患者的三个不同主动脉弓位置处释放时主动脉上的最大米塞斯应力进行分析,选取当覆膜支架释放处于稳定状态时血管上的最大米塞斯应力值的大小和位置作为评估主动脉夹层出现新发破口的一个判据。覆膜支架的释放位置必须使覆膜盖住夹层位置,所以根据主动脉弓的分区情况(图 3 - 8b),选取 A、B、C 三种不同释放位置的情况:Case A 为裸支架进入主动脉弓的 2 区域,Case B 为覆膜恰好覆盖住主动脉弓的 2 区域,Case C 为覆膜完全覆盖住主动脉弓的 2 区域且裸支架到达 0 区域。三种情况下的主动脉上的米塞斯应力分布和覆膜支架所在的具体位置如图 3 - 8 所示。当覆膜支架释放达到稳态时,A、B、C 三种情况下其对应的最大米塞斯应力分别为 0.485 MPa、0.484 MPa、0.559 MPa。三种情况的结果显示,主动脉上的最大米塞斯应力分布在覆膜支架的两端,多位于裸支架与主动脉接触处,且当覆膜支架在 2 区域附近释放时,血管应力值相对较小。为了减小主动脉上所受的最大米塞斯应力,根据有限元模拟结果,可以找到覆膜支架最优的释放区域。

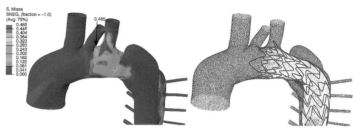

(b) Case A：裸支架进入主动脉弓的2区域

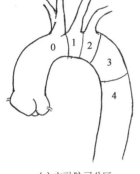

(a) 主动脉弓分区

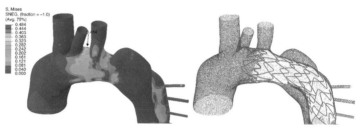

(c) Case B：覆膜恰好覆盖住主动脉弓的2区域

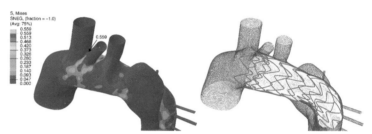

(d) Case C：覆膜完全覆盖住主动脉弓的2区域

图 3-8 覆膜支架在三种不同释放位置时主动脉上米塞斯应力的分布情况

有限元模拟的结果显示,如果覆膜支架释放后,裸支架卡在某些特殊区域,则支架的最终释放形态及对血管的米塞斯应力影响会有较大差别,例如裸支架释放进入头臂干或者在头臂干与左颈总动脉之间达到稳态时,血管最大米塞斯应力小于裸支架贴近左锁骨下动脉处;如果裸支架顶在升主动脉与侧支血管交接处附近,会导致血管的米塞斯应力值变大,达到 1~2 MPa,且覆膜支架释放后形态扩展不充分。

本节利用有限元方法对 Stanford B 型主动脉夹层病例进行覆膜支架的虚拟治疗,研究覆膜支架释放位置对主动脉壁上应力分布的影响,探讨由此引发的主动脉夹层覆膜支架治疗后出现新发破口的力学机制。研究中,血管最大米塞斯应力可以作为评估新发破口的参考指标,由此获得以下主要结论:当释放后的覆膜支架与主动脉壁的相互作用达到稳定状态时,覆膜支架的释放位置对主动脉上最大米塞斯应力分布的影响较弱,均分布在与裸支架或者覆膜支架起始端起固定作用的细小镍钛合金支架环接触处,此位置对破口的封堵起到重要作用。在此位置血管壁所受到的应力较大,易引起新发破口,故相对应的近心端新发破口的发生率显著高于远心端;覆膜支架近心端的释放位置对主动脉上米塞斯应力的影响较为明显。当覆膜支架的裸支架波峰位置在血管壁,尤其是主动脉弓与血管分支连接区域时,最大米塞斯应力较大,而过大的米塞斯应力更易戳破血管造成新发破口,故覆膜支架的释放位置与新发破口的发生率存在一定联系,在临床上也要避免在此位置进行支架释放。

3.4　不同款型支架比较

目前临床上使用的覆膜支架种类繁多,结构和材料都存在较大差异。医生对于选择哪种覆膜支架主要根据自己的经验,缺乏定量的证据。有限元仿真为比较不同覆膜支架植入后的效果和可能的并发症风险研究提供了可能。本节对 Valiant、Talent 和 c‐TAG 三款覆膜支架植入后主动脉壁受力情况进行定量分析和比较。

3.2.2 节已经介绍了 Valiant 覆膜支架的构建方法。Talent 及 c‐TAG 覆膜支架分别由 Metronic 公司和 Gore 公司生产。c‐TAG 胸主动脉覆膜支架用于胸降主动脉疾病的腔内修复,是一种柔性、自膨式血管内覆膜支架。c‐TAG 覆膜支架由一段 ePTFE/FEP 膜和用于支撑覆膜的由一根镍钛合金丝组成的框架(支架)组成。覆膜两端均嵌有不透射线的黄金标记环,用于支架在血管内的定位。支架的外表面由层压型 ePTFE/FEP 黏膜将其支架内覆膜绑定。支架的近端为半裸露设计的支架花冠,而远端与覆膜材料平齐,ePTFE 密封袖套覆盖在血管内支架两端的外表面,如图 3‐9 所示,支架环几何尺寸信息见表 3‐4。Talent 胸主动脉覆膜支架构造与 Valiant 覆膜支架较为相似,它由五波峰的裸支架环、十五波峰的细小镍钛合金环和五波峰的支架环构成,支架环几何尺寸信息见表 3‐1。将支架丝与覆膜进行组装得到覆膜支架几何模型,如图 3‐10 所示。

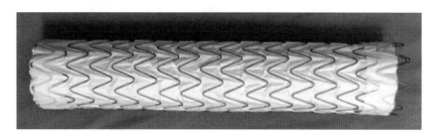

图 3‐9　Gore c‐TAG 覆膜支架样品

表 3‐4　c‐TAG 覆膜支架的几何参数

序　号	名　　　称	测量数值(平均值)
1	金属丝直径	0.417 mm
2	波纹高度	9.07 mm

序　号	名　　称	测量数值(平均值)
3	周径上波纹个数	9
4	支架直径	30.97 mm
5	支架长度	149 mm
6	波纹角度	44.34°
7	波纹与水平线成角	5.27°
8	全长波纹数	17
9	支架上端外包覆膜高度(近端)	12.21 mm
10	支架下端外包覆膜高度(尾端)	12.18 mm
11	覆膜厚度	0.09 mm
12	波峰/波谷轴向长度差	0.21 mm

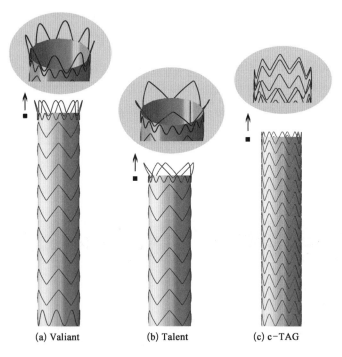

(a) Valiant　　　(b) Talent　　　(c) c-TAG

图 3-10　三款覆膜支架几何模型

对 Valiant、Talent 及 c-TAG 覆膜支架研究方案如下：长度×近端直径×远端直径分别为 172.5 mm×33 mm×33 mm、130 mm×33 mm×33 mm、149 mm×31 mm×31 mm,每个支架在同一例夹层相同位置处释放 6 次,最终结果做统计学分析,研究 Valiant、Talent 及 c-TAG 覆膜支架释放后对主动脉壁应力分布的影响。

仿真结果如图 3-11 所示。在覆膜支架释放 3~5 s 期间,覆膜支架与主动脉夹层壁相互作用剧烈,此时血管米塞斯应力的大小及位置均在变动。当整体达到稳态时,应力大小只做微变动,变动范围小于 0.05 MPa。此时,Valiant 及 Talent 覆膜支架所对应的血管最大米塞斯应力值分别为(0.54±0.07) MPa、(0.51±0.11) MPa。当 c - TAG 覆膜支架释放处于稳定状态时,在主动脉弓降部可观察到 c - TAG 覆膜支架并未完全展开,存在一定的压缩,即低于各自规格设计的初始直径,与临床真实的胸主动脉覆膜支架释放形态相符合。此时,c - TAG 覆膜支架所对应的血管最大米塞斯应力值为(0.39±0.05) MPa。比较分析此时支架在主动脉血管壁的最大米塞斯应力分布特点,结果显示:在主动脉弓近端锚定区,Valiant 及 Talent 覆膜支架的血管最大米塞斯应力均高于 c - TAG 覆膜支架,最大米塞斯应力峰值高出 0.1~0.2 MPa,三款覆膜支架的最大米塞斯应力均出现在主动脉弓近端锚定区。

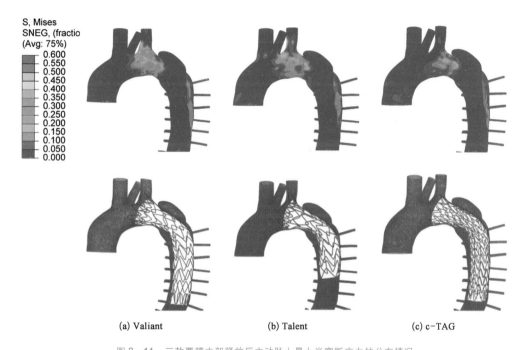

图 3 - 11　三款覆膜支架释放后主动脉上最大米塞斯应力的分布情况

有限元仿真结果显示 c - TAG、Valiant 及 Talent 三款覆膜支架均能够在主动脉夹层真腔内成功释放。相对于 Valiant 及 Talent 覆膜支架,c - TAG 覆膜支架对血管壁的作用力最小。

3.5　径向支撑力与弹性回直力的比较研究

主动脉夹层发病的高危因素多种多样,其中最为常见的为高血压、高龄、既往心血管手术史及主动脉疾病家族遗传病史等[6]。而支架径向尺寸放大率是影响 TEVAR 手术成功的一个关键因素。临床诊治经验为,主动脉夹层的近端支架放大率一般不超过 15%,目前国内外专家的共识是主动脉夹层支架放大率建议在 10%~20%。过度的支架放大率可能会增加逆行性 A 型夹层等并发症发生的风险。有文献报道,TEVAR 术后逆行性 A 型夹层的发生与支架放大率有关,而不是近端移植物的结构[15]。

近些年来,随着 TEVAR 治疗主动脉夹层技术开展得越来越成熟,TEVAR 术后器械相关的并发症如支架源性破口、TEVAR 术后逆行性 A 型夹层等逐渐引起人们的注意。董智慧等提出支架本身的弹性回直力及径向支撑力可能是造成主动脉损伤的主要原因,由此提出支架源性力学损伤假说[16],其中径向支撑力(radical force)与弹性回直力(spring-back force)表达如图 3－12 所示。此部分是将 Valiant 覆膜支架径向尺寸做不同放大比率,研究径向放大尺寸与血管最大米塞斯应力两者之间的关系。仿真试验分为 6 个小组(表 3－5),每小组进行 6 次仿真并对结果求平均值。

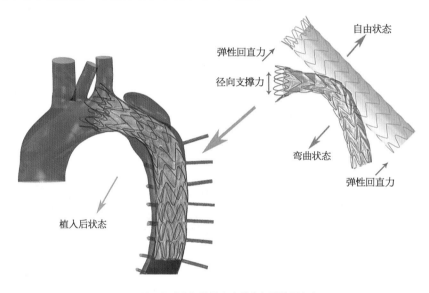

图 3－12　覆膜支架的径向支撑力与弹性回直力

表 3－5　Valiant 覆膜支架分组对比　　　　　　　　　　　　　　单位: mm

组　　别	近端直径×远端直径×长度(放大比率)
第一组	33×33×172.5(0%)
第二组	34×34×172.5(3%)
第三组	35×35×172.5(6%)
第四组	36×36×172.5(9%)
第五组	37×37×172.5(12%)
第六组	38×38×172.5(15%)

3.5.1　径向支撑力分析

有限元仿真结果发现,所有覆膜支架均能成功释放,当覆膜支架释放处于稳定状态时,最大米塞斯应力值位置将不再改变,基本均位于支架释放近端位置,如图 3-13 所示。试验中,将覆膜支架按照 0%、3%、6%、9%、12% 和 15% 的比率进行放大,然后将它们在同一例夹层相同位置处释放 6 次。结果发现,血管最大米塞斯应力值随着放大比率增加而明显变大,血管最大米塞斯应力值分别为 0.533 MPa、0.603 MPa、0.690 MPa、0.746 MPa、0.911 MPa、0.970 MPa。经过线性拟合后,血管最大米塞斯应力与覆膜支架径向放大尺寸符合函数关系式 $Y=0.09X-2.50$,如图 3-14 所示。

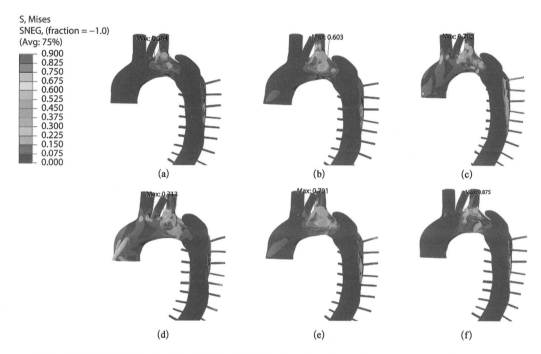

图 3-13　覆膜支架释放后主动脉壁上最大米塞斯应力分布(分图 a~f 为覆膜支架做 0%~15% 放大后的结果)

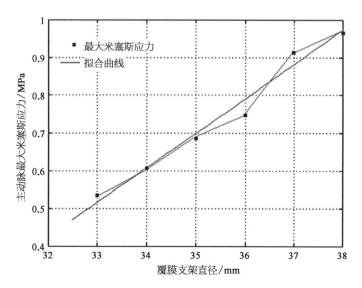

图 3-14　覆膜支架直径与主动脉最大米塞斯应力的关系

3.5.2　径向支撑力与弹性回直力的对比

为了对覆膜支架的径向支持力和弹性回直力进行比较,创建直管和弯管两种模型。直管与弯管直径均为 32 mm,直管长度为 500 mm。对于弯管,将三维模型导入 MIMICS 15.0 软件中提取中心线,将中心线保存为 IGES 格式后导入软件 Proe 5.0 中进行血管曲面创建,然后导入 Hypermesh 13.0 软件中进行网格划分。其中,血管网格划分及材料属性与具有患者特异性的主动脉夹层相同。

试验将两种不同规格的覆膜支架 Valiant 分别虚拟植入直管和弯管中,两个支架的规格分别是:

(1) 第一组支架:长度×近端直径×远端直径为 172.5 mm×33 mm×33 mm。

(2) 第二组支架:长度×近端直径×远端直径为 172.5 mm×38 mm×38 mm。

有限元仿真结果发现,当覆膜支架植入处于稳定状态后,血管最大米塞斯应力分布如图 3-15 所示。第一组和第二组直管与弯管受到的血管最大米塞斯应力分别为 0.249 MPa、0.313 MPa、0.570 MPa、0.676 MPa。由试验结果可知,径向尺寸做 0% 放大与 15% 放大的覆膜支架在直管和弯管中血管最大米塞斯应力差值分别为 0.064 MPa、0.106 MPa,这个差值是由血管弯曲而引起的弹性回直力,它远小于覆膜支架的径向支撑力,所以在覆膜支架释放后相对于弹性回直力,径向支撑力起主导作用。

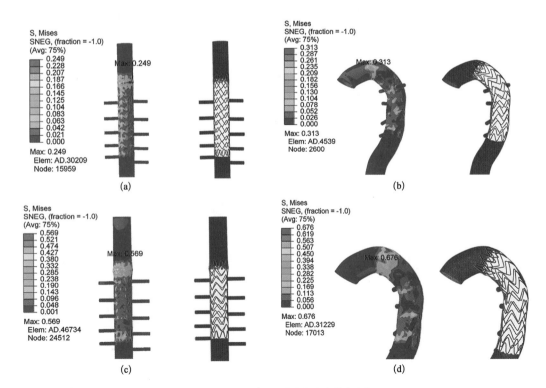

图 3-15　主动脉壁上最大米塞斯应力的分布情况

比较三款覆膜支架在同一例夹层患者模型同一位置处释放,分析主动脉血管壁的米塞斯应力分布特点及释放形态可知:

(1) c‑TAG、Valiant 及 Talent 三款覆膜支架均能够在主动脉夹层真腔内成功释放。相对于 Valiant 及 Talent 覆膜支架,c‑TAG 覆膜支架对血管壁的作用力最小;长款 Valiant 覆膜支架对血管的作用力影响小于短款 Valiant 覆膜支架,有连接杆的 Talent 覆膜支架较无连接杆的覆膜支架释放形态更好;覆膜支架的释放位置对主动脉壁上米塞斯应力值影响较为明显,但对血管最大米塞斯应力分布影响较弱。

(2) 根据覆膜支架释放达到稳态后,对比不同径向放大率下的血管应力分布及大小情况可知,支架对血管壁的最大米塞斯应力与径向放大尺寸在一定范围内符合线性函数关系 $Y = 0.09X - 2.50$,其中径向支撑力起主导作用。

(3) 植入覆膜支架后,主动脉壁局部会受到较大米塞斯应力的长期作用,而过大的米塞斯应力很容易戳破血管,造成血管新发破口,因此该位置易出现新发破口。

(4) 验证了用有限元法分析覆膜支架治疗主动脉夹层的可行性,体外数值模拟试验结果可供临床手术参考。

3.6　动物试验研究

胸主动脉腔内修复术后发生的逆行性 A 型夹层是 TEVAR 治疗的一大缺点。通过有限元仿真可以量化评估血管与支架的相互作用并解释该并发症的潜在生物力学机制,并为降低其发生风险提供帮助。由于覆膜支架引起的力学损伤和主动脉应力很难在体内测量,本节通过有限元仿真和组织病理学检查来评估犬主动脉应力分布及其对主动脉壁的组织病理学机制,研究流程如图 3‑16 所示。

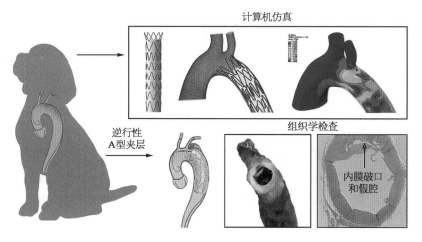

图 3‑16　动物试验研究流程

3.6.1　动物试验和组织病理学检查方案

对两只健康的雄性比格犬进行胸主动脉夹层修复手术。覆膜支架植入过程与患者的 TEVAR 相似[17]。在近端着陆区，1 号犬和 2 号犬的主动脉直径分别为 16.4 mm 和 16.5 mm。覆膜支架由镍钛合金环和单丝涤纶（PET）覆膜制成，覆膜支架直径和长度分别为 20 mm 和 80 mm，近端支架放大率分别为 22% 和 21.2%。两例 TEVAR 手术均在全身麻醉和剖腹下成功进行。考虑到覆膜支架的输送系统，覆膜支架从腹主动脉进入。腹主动脉用 5F 鞘管和猪尾导管进行血管造影。定制的 Fabulous（DiNova，中国）覆膜支架被植入降主动脉段。最后进行血管造影以确认手术的成功，取鞘后用血管缝合线修复手术部位。在 1 号犬中，将覆膜支架近端裸支架释放在弓降段，近端裸支架限制在降主动脉。在 2 号犬中，覆膜支架近端裸支架植入距近端 5 mm 位置处。金属头端位于主动脉分支口，近端裸支架释放后不局限于降主动脉内。两例患者在近端释放位置的距离差异为 5 mm，两种不同的覆膜支架着陆位置是临床实践中最常见的 TEVAR 场景。本研究经复旦大学附属中山医院伦理委员会批准。

对覆膜支架植入后的犬进行 CTA 检查。CTA 使用 320 排 CT 扫描仪进行，注射造影剂（1 ml/kg，Ultravist 370，Bayer Healthcare AG，德国）的流速为 3~4 ml/s。利用医学图像处理软件 MIMICS 15.0 导入 DICOM 标准格式的断层数据进行图像分割。在图像分割时，选取 CT 值的阈值为 226，这一取值能够清楚地分辨出血管和周围组织。对每个 CT 断层图像应用阈值分割技术，以识别出主动脉。对于高强度结构，如内膜瓣和脊柱，对比前图像识别出这些区域，随后从管腔分割中删除。最后对每个分割好的切片进行检查并在必要时进行手动校正。在覆膜支架植入的位置测量主动脉近端直径，作为选择覆膜支架规格的依据。

在主动脉夹层修复手术 3 个月后对两只犬实施安乐死，并采集主动脉进行组织病理学检查。整个胸主动脉用 4% 多聚甲醛固定 24 h，然后纵向打开，并小心地从主动脉壁移除。与 TEVAR 有限元仿真相对应，从每个主动脉的三个节段中选择组织样本：具有血管最大米塞斯应力的近端着陆区、覆膜支架中部位置和无支架植入段。取样后，石蜡包裹，切片（5 μm厚），通过 HE 染色法和天狼星红染色法两种染色方法检测组织病理学的变化。

3.6.2　有限元仿真方案

为了获得主动脉应力大小和量化主动脉损伤，仿照 TEVAR 过程在 Abaqus 6.1.4 中进行有限元仿真。本研究中使用的覆膜支架计算模型是使用 Pro/ENGINEER 软件创建的。支架环本构模型选择 Abaqus 内置的镍钛合金超弹性本构模型作为支架金属丝的本构关系。将支架金属丝部分设置为各向同性、均匀、不可压缩的材质。支架金属丝网格采用六面体单元，单元子类型是 C3D8R。覆膜支架附着的膜材料为涤纶，将其定义为各向同性

的壳体。覆膜作为膜单元进行有限元网格划分,单元类型为 M3D4R,杨氏模量为
1 840 MPa。主动脉血管壁为各向同性线弹性模型,厚度为 1.5 mm(根据术前超声心动图
测量),杨氏模量为 2.5 MPa。TEVAR 的有限元仿真方法与前面相同。在 TEVAR 手术模
拟中,移植物的近端着陆区被定义为第二主动脉弓分支附近的位置(图 3 - 16),类似于人
类患者左锁骨下动脉附近的着陆区。对每个病例覆膜支架植入过程进行 6 次模拟,以进
行统计分析。计算并记录每个模型的血管最大米塞斯应力。当模拟时间达到 10 s 时,覆
膜支架和主动脉已经达到稳定状态,血管最大米塞斯应力位置基本没有变化,每时间步之
间的差异小于 0.005 MPa。血管最大米塞斯应力测量结果以平均±标准差表示,组内采用 t
检验进行比较。显著性水平设为 P 值<0.05。

在所有的 TEVAR 模拟中,覆膜支架成功地与主动脉壁接触而没有滑移。并且在所有
的模拟中,在覆膜支架植入后,血管最大米塞斯应力位置在覆膜支架和主动脉壁面接触稳
定后基本无变化。在 1 号犬中,覆膜支架近端裸支架植入降主动脉大弯侧,在稳定后的模
拟中,血管最大米塞斯应力位置均出现在主动脉弓的大弯侧,即近端裸支架顶端与主动脉
弓大弯侧接触的位置。在 1 号犬的 7 次 TEVAR 模拟中,血管最大米塞斯应力位置均在大
弯侧,如图 3 - 17a 所示。即使远端支架放大率达到 50%,血管最大米塞斯应力也出现在

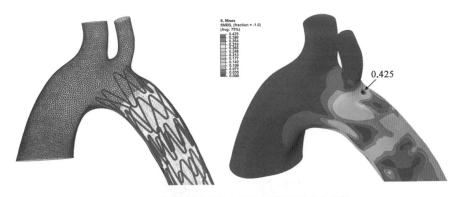

(a) 1号犬覆膜支架植入后犬主动脉所受应力分布

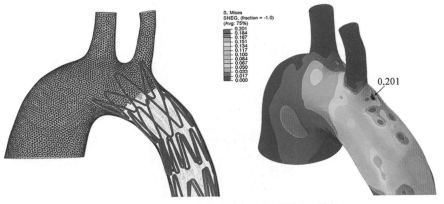

(b) 2号犬覆膜支架植入后犬主动脉所受应力分布

图 3 - 17　覆膜支架植入后犬主动脉所受应力分布

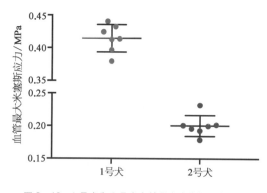

近端裸支架与血管接触处,而不是在尺寸过大的远端着陆区。在2号犬的主动脉中,释放后近端裸支架在第二主动脉分支里,裸支架顶端未接触内膜壁(图3-17b),在这个位置,覆膜支架向主动脉大弯侧的挤压明显弱于1号犬。1号犬的血管所受最大米塞斯应力为(0.415±0.210)MPa,2号犬血管所受最大米塞斯应力为(0.200±0.160)MPa,两只犬最大米塞斯应力比较如图3-18所示。在两

图3-18 1号犬和2号犬血管最大米塞斯应力对比

只犬模型中,当覆膜支架植入稳定后,血管最大米塞斯应力均发生在近端裸支架和主动脉大弯侧接触处,而不是在尺寸过大的远端着陆区,此处支架对血管产生的米塞斯应力明显高于覆膜支架其他位置,这种典型的血管最大米塞斯应力分布情况在两个犬类 TEVAR 有限元仿真模型中均有发现。

3.6.3 试验和仿真结果对比分析

在尸检时,两只犬的胸主动脉形态与仿真结果基本一致。在1号犬近端着陆区发生了逆行性 A 型夹层,在血管最大米塞斯应力和第二主动脉分支孔之间的主动脉段发现了一个内膜瓣,此处形成了一个局部假腔,如图3-19所示。通过组织病理学检查发现内膜破裂,形成假腔,弹性蛋白纤维改变,内膜坏死。在1号犬中逆行性 A 型夹层撕裂口靠近内膜,并且包含一部分中膜;弹性蛋白呈波浪状排列在假腔内,假腔内发现内膜坏死和大量炎症细胞,如图3-20所示。但是2号犬主动脉无明显的内膜损伤,未见逆行性 A 型夹

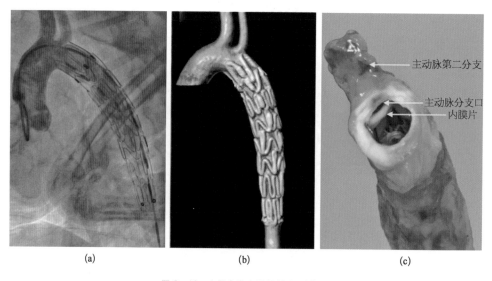

图3-19 1号犬发生逆行性 A 型夹层

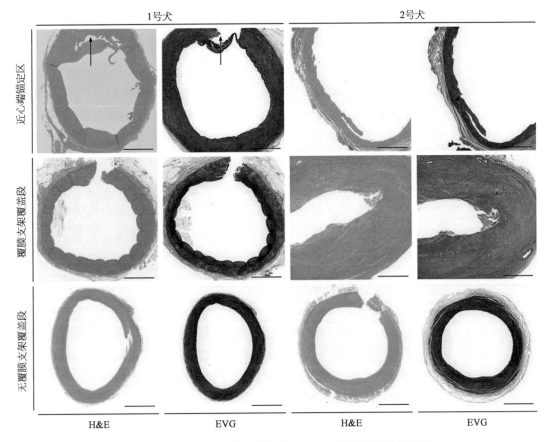

图 3 - 20　两只犬主动脉植入覆膜支架 3 个月后的组织病理学检查结果

层现象。两只犬的无支架覆盖的主动脉段组织学显示主动脉壁由三层组成,与人的主动脉相似;无支架覆盖的主动脉壁明显薄于覆膜支架覆盖段。在两个犬病例覆膜支架覆盖的区域,金属支架在主动脉壁面留下凹痕,均发现组织中膜坏死,弹性蛋白纤维拉伸和炎症产生。

组织病理学检查证实了数值仿真结果,表明主动脉弓大弯侧较大的血管米塞斯应力会引起内膜损伤和中膜坏死,从而导致逆行性 A 型夹层的产生。覆膜支架植入稳定后,血管最大米塞斯应力保持在裸支架顶端与主动脉大弯侧接触处,长期的血管最大米塞斯应力的作用使内膜损伤并坏死,最终导致逆行性 A 型夹层的产生。这一研究可以为覆膜支架植入后出现逆行性 A 型夹层的风险评估提供一套有效的方法,并有助于优化覆膜支架设计和降低术后并发症。

3.7　总结与展望

本章利用有限元仿真研究 TEVAR 术后覆膜支架与主动脉血管壁相互作用引起新发

破口的力学机制,并将此方法用于 TEVAR 治疗主动脉夹层的手术规划研究。

通过对覆膜支架植入患者特异性胸主动脉夹层的建模与仿真,发现主动脉弓的最大米塞斯应力分布及大小与覆膜支架裸支架释放位置相关,分布在裸支架及第一节细小镍钛合金环与血管接触处,该作用力的长期存在可能是这个部位出现新发破口的原因,应尽量使覆膜支架近端裸支架释放在主动脉弓上分支血管开口内,减小主动脉夹层壁面损伤。

通过对 c‐TAG、Valiant 及 Talent 三种覆膜支架植入后的情况进行对比,发现三款覆膜支架均能成功释放且支架贴壁性能良好,相对于 Valiant 及 Talent 覆膜支架,c‐TAG 覆膜支架对血管壁的米塞斯应力较小。

通过对比不同径向放大率下的血管应力分布及大小情况得知,支架对血管壁的最大米塞斯应力与径向放大尺寸在一定范围内符合线性函数关系式。覆膜支架的径向放大率对主动脉上的最大米塞斯应力分布影响较弱,但对主动脉上的最大米塞斯应力影响较为明显,相对于弹性回直力,径向支撑力在造成新发破口的过程中起主导作用。

有限元方法越来越多地被用在心血管外科手术规划和风险评估中。运用有限元仿真实现虚拟腔内介入治疗手术,可以较为准确地评估和预测手术结果,对临床手术规划具有指导意义,有利于实际手术的顺利实施,降低手术风险,减少并发症。实际人体结构复杂,就目前来说,想要完全模拟人体内环境是具有很大难度的,在本数值模拟研究中也有许多局限性:首先,模型采用厚度一致的线弹性血管壁模型,并不能有效反映人体复杂的真实情况,具有患者特异性生物材料属性的血管模型还需要进一步的研究开发;其次,本研究只考虑支架与血管壁之间的相互作用,并未考虑血流、血压等因素对支架及主动脉夹层血管壁面造成的影响;最后,覆膜支架与血管壁之间存在力学生物学方面的长期作用,而数值模拟时间较短,无法完全模拟 TEVAR 术后支架在人体内漫长而复杂的作用过程。

未来需在血管三维几何模型建立、血管壁本构模型、模型网格划分及血流影响等方面进一步改进仿真方法,以期能够更加高效和更加准确地评估 TEAVR 术后支架对血管壁的作用力,为临床风险评估和手术规划提供更准确的信息。

参考文献

[1] Clouse W D, Hallett J W, Schaff H V, Spittell P C, Rowland C M, Ilstrup D M, Melton L J. Acute aortic dissection: population-based incidence compared with degenerative aortic aneurysm rupture[M]// Mayo Clinic Proceedings: Volume 79. Elsevier, 2004: 176 – 180.

[2] Tsai T T, Fattori R, Trimarchi S, Isselbacher E, Myrmel T, Evangelista A, Hutchison S, Sechtem U, Cooper J V, Smith D E, et al. Long-term survival in patients presenting with type b acute aortic dissection: insights from the international registry of acute aortic dissection[J]. Circulation, 2006, 114 (21): 2226 – 2231.

[3] Oda T, Minatoya K, Sasaki H, Tanaka H, Seike Y, Itonaga T, Inoue Y, Higashi M, Nishimura K, Kobayashi J. Surgical indication for chronic aortic dissection in descending thoracic and thoracoabdominal aorta[J]. Circulation: Cardiovascular Interventions, 2017, 10(2): E004292.

[4] Song J M, Kim S D, Kim J H, Kim M J, Kang D H, Seo J B, Lim T H, Lee J W, Song M G, Song J K. Long-term predictors of descending aorta aneurysmal change in patients with aortic dissection[J].

Journal of the American College of Cardiology, 2007, 50(8): 799 - 804.

[5]　Bavaria J E, Appoo J J, Makaroun M S, Verter J, Yu Z F, Mitchell R S, Gore TAG Investigators, et al. Endovascular stent grafting versus open surgical repair of descending thoracic aortic aneurysms in low-risk patients: a multicenter comparative trial[J]. The Journal of Thoracic and Cardiovascular Surgery, 2007, 133(2): 369 - 377.

[6]　Enezate T H, Omran J, Al-Dadah A S, White C, Patel M, Mahmud E, Fattori R, Goldstein J A, Goswami N, Gray W A, et al. Thoracic endovascular repair versus medical management for acute uncomplicated type b aortic dissection[J]. Catheterization and Cardiovascular Interventions, 2018, 91 (6): 1138 - 1143.

[7]　Miyairi T, Miyata H, Chiba K, Nishimaki H, Ogawa Y, Motomura N, Takamoto S, Japan Adult Cardiovascular Database Organization, et al. Influence of timing after thoracic endovascular aortic repair for acute type b aortic dissection[J]. The Annals of Thoracic Surgery, 2018, 105(5): 1392 - 1396.

[8]　Sze D Y, Van Den Bosch M A A J, Dake M D, Miller D C, Hofmann L V, Varghese R, Malaisrie S C, Van Der Starre P J A, Rosenberg J, Mitchell R S. Factors portending endoleak formation after thoracic aortic stent-graft repair of complicated aortic dissection[J]. Circulation: Cardiovascular Interventions, 2009, 2(2): 105 - 112.

[9]　Fanelli F, Cannavale A, O'Sullivan G J, Gazzetti M, Cirelli C, Lucatelli P, Santoni M, Catalano C. Endovascular repair of acute and chronic aortic type b dissections: main factors affecting aortic remodeling and clinical outcome[J]. JACC: Cardiovascular Interventions, 2016, 9(2): 183 - 191.

[10]　Carroccio A, Faries P L, Morrissey N J, Teodorescu V, Burks J A, Gravereaux E C, Hollier L H, Marin M L. Predicting iliac limb occlusions after bifurcated aortic stent grafting: anatomic and device-related causes[J]. Journal of Vascular Surgery, 2002, 36(4): 679 - 684.

[11]　Zarins C K, Arko F R, Crabtree T, Bloch D A, Ouriel K, Allen R C, White R A. Explant analysis of aneurx stent grafts: relationship between structural findings and clinical outcome[J]. Journal of Vascular Surgery, 2004, 40(1): 1 - 11.

[12]　Sun J S, Lee K H, Lee H P. Comparison of implicit and explicit finite element methods for dynamic problems[J]. Journal of Materials Processing Technology, 2000, 105(1 - 2): 110 - 118.

[13]　Hilber H M, Hughes T J R. Collocation, dissipation and overshoot for time integration schemes in structural dynamics[J]. Earthquake Engineering & Structural Dynamics, 1978, 6(1): 99 - 117.

[14]　Rebelo N, Nagtegaal J C, Taylor L M. Comparison of implicit and explicit finite element methods in the simulation of metal forming processes[C]. Abaqus Users Conference, 1992.

[15]　Morizumi S, Inoue T, Nishi S, Yoshimoto A, Fujisaki M, Suematsu Y. Retrograde type a aortic dissection after thoracic endovascular aortic repair: report of a case[J]. The Japanese Journal of Thoracic Surgery, 2017, 70(5): 369 - 372.

[16]　Dong Z H, Fu W G, Wang Y Q, Guo D Q, Xu X, Ji Y, Chen B, Jiang J H, Yang J, Shi Z Y, et al. Retrograde type a aortic dissection after endovascular stent graft placement for treatment of type b dissection[J]. Circulation, 2009, 119(5): 735 - 741.

[17]　Ma T, Dong Z H, Fu W G, Xu X, Chen B, Jiang J H, Yang J, Shi Z Y, Zhu T, Shi Y, et al. Incidence and risk factors for retrograde type a dissection and stent graft-induced new entry after thoracic endovascular aortic repair[J]. Journal of Vascular Surgery, 2018, 67(4): 1026 - 1033.

[18]　Meng Z Y, Ma T, Cai Y H, Liu X D, Wang S Z, Dong Z H, Fu W G. Numerical modeling and simulations of type b aortic dissection treated by stent-grafts with different oversizing ratios[J]. Artificial Organs, 2020, 44(11): 1202 - 1210.

第4章　人工心脏瓣膜建模仿真与应用

心脏瓣膜疾病主要包括瓣膜狭窄和瓣膜反流,严重的瓣膜疾病都会导致心脏衰竭,而随着人口老龄化,心脏瓣膜疾病的发病风险会越来越高。治疗严重心脏瓣膜疾病最有效的方式就是人工心脏瓣膜置换。虽然近年来国内人工心脏瓣膜置换发展迅速,以介入式人工心脏瓣膜为代表的新产品和新术式层出不穷,但是人工心脏瓣膜置换或者瓣膜修复中仍然存在大量的问题需要去研究和解决。本章首先介绍人工心脏瓣膜建模的方法及瓣膜流固耦合仿真的方法,然后以此为基础综合运用建模仿真、台架力学测试和统计分析方法,对可能影响人工心脏瓣膜血液动力学特性的材料、结构等因素进行系统的分析,以期对目前的临床手术方案给出定量评价并提出可行的优化方案。本章所使用的人工心脏瓣膜建模仿真的方法同样也可以用于其他外科生物瓣、介入式生物瓣及聚合物瓣膜的研究中。

本章的主要内容包括: 基于 CT 影像构建患者个体化的主动脉根部几何模型,根据现有手术操作步骤虚拟模拟瓣膜修复术的过程并通过经食道三维超声心动图(three-dimensional transesophageal echocardiography, 3D-TEE)的验证,通过对包括有效开口面积(effective orifice area, EOA)、瓣叶上最大应变、血管内流场分布等特征分析,评估现有手术方法的鲁棒性及心包膜各向异性对血液动力学特性的可能影响;设计并制作平均形状的主动脉根部硅胶模型,在该模型上利用人工心包膜模拟主动脉瓣修复术的手术过程并通过体外流体力学测试验证其有效性;同步构建该主动脉瓣修复术的流固耦合(FSI)有限元模型,对数值仿真结果和体外流体力学测试结果进行校验。

4.1　背景介绍

本节首先介绍心脏和心脏瓣膜的基本解剖结构,然后介绍目前临床上针对心脏瓣膜疾病的主要治疗方法。

4.1.1 心脏和心脏瓣膜结构

正常的心脏由包括左心房、左心室和右心房、右心室的四个腔体组成(图4-1),其主要功能是将血液输送到人的全身。左右心房之间被房间隔、左右心室之间被室间隔隔开,左右半心不直接连通,但每个心房和同侧的心室相通。心的四个腔体分别组成了两个串联的、被强健的心肌包绕的血泵,血液被分别输送向不同的循环系统,分别称为体循环和肺循环。

体循环是指血液通过左心进入主动脉(AO),流向全身的外周血管,再回到右心房的过程。肺循

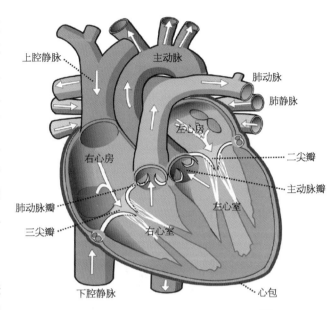

图 4-1 心脏的四个腔体和心脏瓣膜示意图[1]

环是指血液通过右心进入肺动脉,在肺部完成气体交换后回到左心室的过程。心脏的四个腔体出口处分别覆盖有不同的心脏瓣膜,主要功能是保证血液在心脏内的单向流动。

人的心脏表面覆盖着一种双层结构的光滑膜性囊称为心包膜。心包膜的外层是一层坚韧的结缔组织膜称为纤维层,心包膜的内层光滑湿润,贴附在心脏表面称为浆膜层。浆膜层在心脏大血管根部反折形成密闭空腔称为心包腔,内有少量液体为心包液,对心脏的运动有润滑作用。心包膜的材料和结构特点可以帮助保持心脏的位置,并作为物理屏障避免感染和炎症的直接侵袭。

心脏的每次搏动都源于窦房结产生的有固定节律的动作电位信号的激励。正常人在静息状态下,窦房结每分钟可以产生 70~80 次动作电位,这些动作电位在心房肌肉中以 0.3 m/s 的速度传播。从右心房开始,电信号快速地传导到房室结,房室结复合物中包含房室束(His束),向下延伸到室间隔并在此分为左右束支传导到左右心室,从而激发心肌收缩产生射血。人的心脏从胚胎发育第四周即开始搏动,四个心脏瓣膜随之开始不断开闭。薄薄的心脏瓣膜在人的一生之中往往需要承担约 30 亿次的高强度往复载荷,由此也容易带来一系列瓣膜性心脏病。

4.1.2 主动脉瓣疾病的诊断和治疗

瓣膜性心脏病是由于一个或多个瓣膜(主动脉瓣、肺动脉瓣、二尖瓣、三尖瓣)发生病

变,使心血管中的血液动力学状态发生异常,从而造成心脏功能异常甚至最终心力衰竭的一大类疾病。主动脉瓣疾病特指由于主动脉瓣的损坏或缺陷引起的疾病,是最常见的瓣膜性心脏病之一。主动脉瓣疾病包括主动脉瓣狭窄、主动脉瓣关闭不全和先天性畸形,前者在所有主动脉瓣疾病中最为普遍。

主动脉瓣疾病会造成左心室的血液动力学负担,最初由于心血管系统补偿了心脏的超负荷运作,患者暂时可以忍受或者不会出现明显的临床症状,但是血液动力学超负荷最终会导致心脏肌肉功能障碍和充血性心力衰竭,有时还会导致猝死。

1) 主动脉瓣疾病的诊断

诊断心脏瓣膜疾病可能会从检查患者的体征和症状,讨论其的病史和家族史,以及简单的心脏听诊开始,如果在患者中检测到心脏杂音,则会检查瓣膜反流的其他症状,例如积液等;但有时仅凭杂音难以鉴别器质性或者功能性病变,或是心肌受损程度,则需要做进一步检查。无创检查包括一系列传统到新兴的诊断技术,包括心电图、X 线平片、超声心动图、心脏放射性核素影像等,这些手段因为其无创、方便、精度越来越高的优点,正在逐渐取代部分有创检查,成为心脏瓣膜疾病诊断的主流方法(图 4-2)。如果通过前述方法措施诊断出心脏瓣膜疾病,则可能建议进行其他检查,如有创检查目前仍然是瓣膜外科手术之前必须进行的常规检查,包括心脏导管检查、心血管造影术检查、压力测试或心脏核磁共振成像,这些测试和程序有助于确定病情的严重程度,并制定详细的治疗计划。

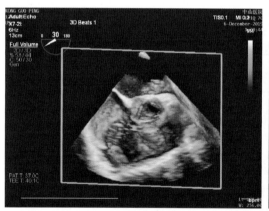
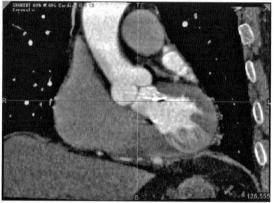

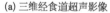

(a) 三维经食道超声影像   (b) 心脏CTA影像

图 4-2 心脏瓣膜无创检查诊断技术

2) 主动脉瓣疾病的治疗

一旦诊断了心脏瓣膜疾病,就可以有多种选择,所有选择都取决于疾病的类型和严重性。通常可以用药物治疗心脏瓣膜疾病以稳定患者的病情,也可以使用微创或开放性手术进行心脏瓣膜修复或置换。

以往,瓣膜性心脏病的药物治疗主要指心功能发生代偿后,纠正血液动力学及治疗房颤的抗凝治疗。尽管目前针对心脏瓣膜疾病开出的药物无法治愈病变,减少心脏的工作量并有助于预防并发症,医生多建议患者服用抗血栓药物、抗凝血药物、抗血小板类药物、抗心律失常的药物以减轻瓣膜病变症状的严重程度。

单纯依靠药物对患有心脏瓣膜疾病的患者进行干预和治疗往往效果非常有限,目前没有任何药物被证实可以延缓主动脉瓣狭窄的病理进程,且对于严重主动脉瓣狭窄的患者,各类药物的可应用窗口期很小,而且都有进一步恶化瓣膜附近血液动力学特性的风险。

对病变的瓣膜进行修复或置换,目前代表了瓣膜性心脏病的最佳治疗策略。根据瓣膜性心脏病的基本状况和严重程度,医生往往会选择从根本上解决引起疾病的原因,即通过外科(开放手术或微创手术)技术或介入(经皮或经导管)技术修复或更换有缺陷的心脏瓣膜。

主动脉瓣球囊扩张术(percutaneous balloon aortic valvuloplasty, PBAV)是一种微创经导管预扩张技术,用于治疗重度获得性或先天性瓣膜狭窄。20 世纪 80 年代,随着心脏介入技术的兴起,对于不适合进行心脏外科手术的严重主动脉瓣狭窄的老年患者,PBAV 技术曾一度被认为是最后一种可用的治疗方法。此外,PBAV 也被认为是小儿先天性主动脉瓣狭窄的首选初始治疗方法。

严重的主动脉瓣狭窄要通过更换主动脉瓣治疗,主动脉瓣的置换可以通过开放性的外科置换手术或者经导管的置换术进行。外科主动脉瓣置换术(surgical aortic valve replacement, SAVR)是一种开放性心脏手术,它往往需要通过正中胸骨切开术,将假体缝合到瓣环上,并且需要将患者全身麻醉、心脏停搏置于人工心肺机上进行体外循环。外科手术主动脉瓣置换术一直是重度主动脉狭窄(aortic stenosis, AS)患者的标准治疗方案,但有约 33%的高风险患者不适用于 SAVR。目前市场上常见的外科瓣植入物如图 4 - 3 所示。

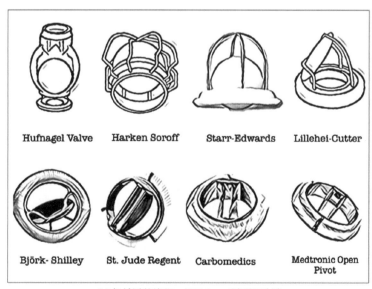

(a) 机械瓣的演化:从Hufnagel瓣到双叶瓣

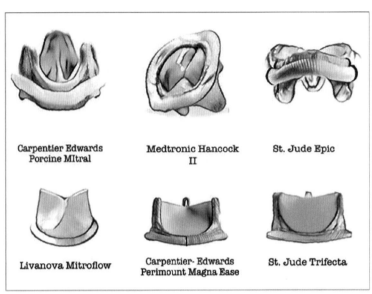

(b) 生物瓣假体，包括猪心包瓣、牛心包瓣等

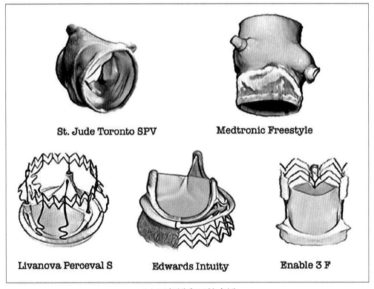

(c) 无架瓣和无缝合瓣

图 4 - 3　市场上主流的外科瓣[2]

经导管主动脉瓣置换术（transcatheter aortic valve replacement, TAVR）有时候也被称为经导管主动脉瓣置入术（transcatheter aortic valve implantation, TAVI），是一种微创介入导管技术，可通过介入导管将瓣膜输送到主动脉瓣部位，再通过球囊扩张或自膨胀打开的方式完成人工心脏瓣膜的置换。常见的经导管主动脉瓣置换/置入物如图 4 - 4 所示，从上到下自左往右分别为 SAPIEN、SAPIEN XT、SAPIEN 3（Edwards Lifesciences，美国）、Colibri Heart Valve（Colibri，美国）、CoreValve、CoreValve Evolut-R（Medtronic，美国）、Portico（St. Jude Medical，美国）、Venus（Medtech，中国）、ACURATE（Boston Scientific，美

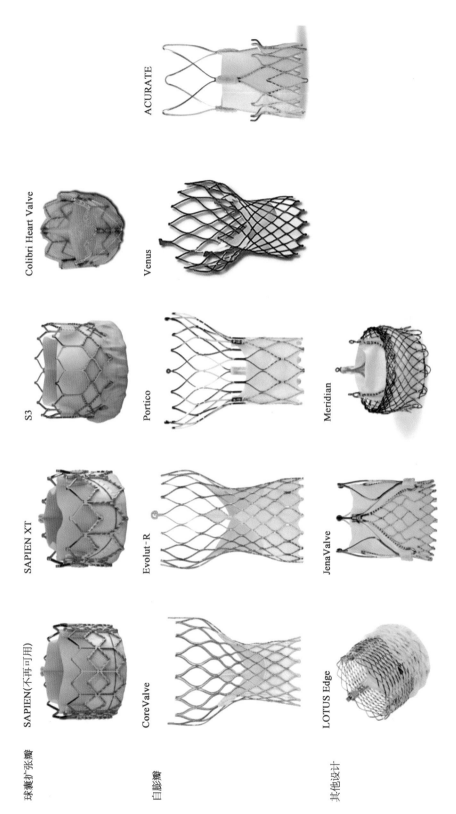

图 4 - 4　市场在售和进入临床试验的经导管主动脉瓣置换/置入产品 [3]

国）、LOTUS Edge（Boston Scientific，美国）、JenaValve（JenaValve，德国）、Meridian（Heart Leaflet Technologies，意大利）。

瓣膜修复手术定义为旨在恢复有缺陷的心脏瓣膜的结构完整性和血液动力学功能的重建手术。目前，二尖瓣关闭不全（mitra valve regurgitation，MR）代表心脏瓣膜修复手术的主要指征。二尖瓣修复手术通常是通过全正中胸骨切开术和术中经食道超声心动图（TEE）来完成的；一些主要的心脏外科手术中心还采用了上微型胸骨切开术、右胸切开术或视频/机器人辅助内窥镜检查。

主动脉瓣修复术的问世及成熟的瓣膜置换技术改变了心脏手术的面貌，以及患有瓣膜疾病的患者的生活。对于主动脉瓣关闭不全（aortic insufficiency，AI）的患者，主动脉瓣修复已发展成为可替代主动脉瓣置换术（aortic valve replacement，AVR）的重要治疗方法。进行过 AVR 的患者会需要一直承担由于植入机械瓣膜带来的出血或者血栓风险，或者由于植入生物瓣而带来的衰败风险。理论上说，通过保留原生的瓣膜组织，主动脉瓣修复术可以消除对术后抗凝的需要，并大大降低与假体相关的并发症。

主动脉瓣外科修复相关的风险之一是主动脉瓣关闭不全可能再次发生。如果发生这种情况，则可能需要进行复杂的再次手术；另外，这些操作在手术技术上极具挑战性，也需要在手术室和人工心肺机上花费更长的时间；医生往往需要权衡各种风险的潜在收益来决定具体的手术类型。因此，与支持二尖瓣修复而不是置换不同，围绕主动脉瓣修复术的争论仍在继续。

4.2　计算机辅助设计与数值仿真方法

对于患有心脏瓣膜疾病的患者，用各种自体或者异体的植入物对病变瓣膜或周围组织结构进行手术修复或者替换，仍然是主要的临床治疗选择。由于优秀的血液动力学特性，更好的生物相容性和更少依赖终生抗凝药物，目前各类生物瓣假体已经取代原有的机械瓣，成为最主流的原生瓣替代植入物。然而当前生物瓣假体还存在疲劳寿命较短（5～12 年）、植入后患者个体间临床效果和血液动力学特性差异较大等问题，这显然需要瓣膜的设计者和使用者对原生瓣和各种瓣膜假体替代物的物理、生化和机械特性有更深入细致的了解，以促进瓣膜假体的开发和优化，以及更好地指导瓣膜假体正确的临床运用。在这方面，计算机辅助设计（computer aided design，CAD）和计算机辅助工程技术（computer aided engineering，CAE）可以发挥重要作用，因为它们可以定量和细致地评估各个设计参数对某些性能的潜在影响，并同时对多种设计方案进行直观的比较分析。在瓣膜的设计开发中应用数值仿真方法首先可以帮助了解那些通过普通台架试验很难获得的信息，例如假体上的应力和应变分布等；其次，许多研究表明计算机辅助设计和仿真的综合应用有助于帮助设计人员和临床工作者进行假体的形貌优化，实现定制化的设计并降低发病率和死亡率;更重要的是,通过计算机辅助设计和仿真可以通过有限的试验即得出对假体优化最有帮助的参数,大幅降低真实世界中的台架试验、疲劳试验、动物试验的例数,从而有助于降低设计开发的时间成本和物料成本。

本节将主要讨论主动脉瓣设计开发中的计算机辅助研究方法。

4.2.1　心脏瓣膜的计算机辅助设计

瓣膜假体的结构设计对其性能有关键作用,瓣膜的合理结构直接决定了其在心动周期内是否可以正确地打开和关闭,并对其耐久性也有很大的影响。与台架试验不同的是,对瓣膜假体做仿真时往往更多地将其设置在生理环境和生理载荷下,这可以帮助获得更多有用的信息,用以评估和改进设计。通过计算机来做虚拟验证还可以减少设计和优化过程中所需的体外测试数量。

原生瓣膜实际上是一种个体间差异可能很大、非对称、非均匀的由自由曲面构成的复杂结构,由于原生瓣膜可以在人一生中经受数十亿次高强度的往复运动而不发生破坏,也能满足给人体全身泵血、供氧的需求,往往被认为有更好的血液动力学特性。瓣膜假体的开发者和研究者们往往期望通过各种不同方法,让设计的瓣膜假体结构形态与原生瓣膜的结构形态尽可能接近,以期实现更自然的血液动力学特性和更长的疲劳寿命。目前主流的瓣膜假体的结构设计方法主要有基于影像的个体化逆向建模,以及基于各种规律控制参数的正向参数化建模两种。在心脏瓣膜假体的发展历程中,两种方法也随着影像学技术、测量技术和工程技术手段不断更新而交叠发展。

基于医学影像的瓣膜设计方法一般是指通过 CT 或者 MRI 等影像学方法捕捉到的庞大坐标信息,逆向重建出测量瓣膜的精确几何模型。由于可以直接构建更为接近原生瓣膜的解剖形态,基于医学影像的瓣膜设计方法往往用于构建更准确的原生瓣叶计算机数值仿真模型,以研究其血液动力学特性,也可以帮助进行患者个性化瓣膜的设计,例如无架瓣等。

虽然原生瓣膜的自由曲面形态被认为有更好的血液动力学特性和更有利于远期疲劳的低应力特点,但出于制造工艺和材料的限制,目前市场上商业化的非定制化生物瓣假体还是很少采用直接构建瓣叶的复杂曲面,而是仍以从平面上裁切瓣叶,再通过低压、零压固定方式来制作为主。

4.2.2　瓣膜和周围组织材料属性

生物瓣假体设计中最主要的挑战就是调节瓣膜替代物的结构和材料属性,以模拟或接近原生瓣叶的物理和生化属性。这也是心脏瓣膜计算机仿真中的难点,如何找到合适的本构,来表征瓣膜及其周围真实生物组织,或是瓣膜假体各个组件的生物材料和高分子材料对载荷的响应,很大程度上决定了仿真结果的准确与否,以及计算效率的高低。

1) 原生瓣和生物瓣的解剖和材料特性

从解剖形态上看,主动脉瓣是由心室层、海绵层和纤维层组成的三层结构,主动脉瓣在心动周期期间的生物力学行为也取决于其三层的贡献(图4-5a)。心室层位于瓣膜小叶的心室侧,主要由胶原蛋白和弹性蛋白纤维组成,使瓣叶具有弹性;中间海绵层主要由蛋白聚糖组成,有助于对瓣膜的拉伸和弯曲过程形成缓冲;瓣膜的面向主动脉的纤维层主要由致密的胶原蛋白网络组成(图4-5b),这些胶原蛋白网络也是瓣叶中结构刚度和抗拉强度最高的部分,可以让瓣膜在受张状态下也维持很好的结构稳定性。主动脉心脏瓣膜的三层材料结构特点确保了心室收缩期时正常打开瓣膜所需的低抗弯刚度,以及心舒张期时抵抗跨瓣压力所需的高抗拉强度,非常适合于允许血液在主动脉中单向且无阻塞地通过。

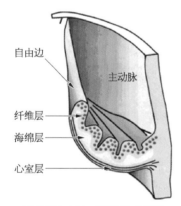

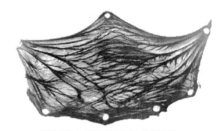

(a) 显示心室层、海绵层和纤维层的主动脉瓣瓣叶的切片示意图[4]

(b) 原生主动脉瓣瓣叶(成束的胶原纤维沿瓣膜周向宏观排列)[5]

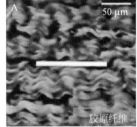
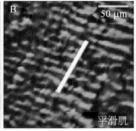
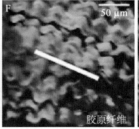
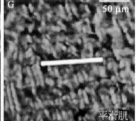

(c) 多光子显微镜下的原生牛心包纤维层和浆膜层中胶原纤维排列分布影像[6]

图4-5 原生主动脉瓣的解剖结构

主动脉瓣瓣叶纤维排列方向对其物理特性的增强是显著的,胶原纤维的宏观走向沿着瓣叶的周向排列(图4-5c),使得瓣叶在周向上的抗拉性能要远高于轴向和法向。主动脉原生瓣膜的各向异性非线性的材料特性也被各个研究者所开展的双轴拉伸试验反复证实。

作为常见的生物瓣瓣叶材料,心包膜也主要由胶原纤维和弹性纤维组成,胶原纤维排列呈多向性,波浪状排列,并展现了类似的正交异性非线性的材料特性。甚至经体外固定胶原蛋白交联后仍呈现较强的各向异性非线性(图 4－6)。双轴拉伸试验证明,如果以心底到心尖的连线为轴,纤维排列和增强的方向大体为与轴空间正交,即从力学表现上来看,心包膜与轴正交方向的结构刚度要比轴相同方向上的结构刚度高 1 倍以上。

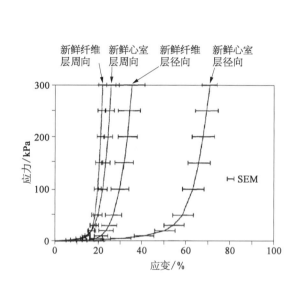

(a) 新鲜主动脉瓣不同结构层在轴向和轴向的
平均应力应变曲线[7]

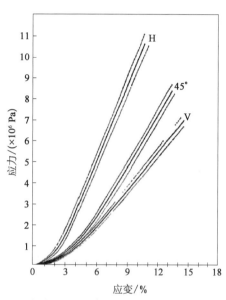

V—纵向,即沿心底-心尖朝向;45°—与心底-心尖
朝向呈45°角;H—横向,即垂直于心底-心尖朝向[8]

(b) 牛心包组织在不同方向下的应力应变曲线

图 4－6　主动脉瓣的应力应变曲线

2) 瓣叶仿真的单元类型和材料本构

在计算机仿真中,根据研究问题的不同,瓣膜往往被用不同的单元类型模拟,常见的用于瓣膜仿真单元类型包括膜单元、壳单元和实体单元。

为了节约计算成本,以及模拟出瓣叶柔软易弯的运动学形态特点,早期的瓣叶仿真常使用膜单元。但 Huang 和 Iyengar 等也发现,使用膜单元时忽略掉的瓣叶结构的弯曲刚度,与瓣膜的形态、真实受力及远期疲劳特性都有关系,因此采用全积分的壳单元往往是更合理的选择。在某些使用特殊流固耦合算法的研究中,为了降低瓣叶在血液中高速运动时液体域穿透固体域造成泄漏的影响,也有学者采用六面体实体单元来模拟瓣膜的结构。

瓣膜仿真中常见的材料本构模型包括线弹性、非线性、各向异性及时间演化材料模型。

(1) 线弹性材料。Saint Venant-Kirchhoff 本构模型作为最简单的一种超弹性本构,是几何线性弹性材料模型到几何非线性状态的扩展。Saint Venant-Kirchhoff 本构模型的基本形式如下:

$$S = C : E \tag{4-1}$$

式中 S——第二 Piola-Kirchhoff 应力;

C——四阶刚度张量;

E——Lagrangian Green 应变。

但在实际应用中,为了简化应用难度,往往采用更直观的割线模量或者最大切线模量的办法描述瓣膜的刚度。割线模量是指在应力应变曲线上在应变 0% 和 5% 之间连线,作为等效弹性模量。而最大切线模量是指选取应力应变曲线上最陡峭的部分作切线,作为瓣叶的等效弹性模量。常见的等效弹性模量取值范围受到测试样品及线弹性模型简化方法的不同而有很大差异,常见的取值范围从 0.1 MPa 到 1.1 MPa 不等,为了使计算稳定,泊松比往往近似取为 $\nu = 0.45$。然而不管使用哪种简化方法,由于该线弹性本构仅将线弹性段的特性简单延伸到非线性段,因此通常被认为在模拟大应变问题时由于刚度过大而导致结果并不准确。

(2)非线性材料。在生物材料研究领域,目前最常见的一种非线性模型是由 Fung 提出的指数模型,被广泛应用于描述各种生物软组织的力学响应,包括皮肤、心包、瓣膜等。该模型被认为在大变形范围内能很好地模拟许多生物材料在体外试验中显示出的近似超弹性的变形行为,其基本形式为

$$\rho_0 W = \frac{c}{2} e^Q \tag{4-2}$$

$$Q = b_1 E_\theta^2 + b_2 E_z^2 + b_3 E_r^2 + 2b_4 E_\theta E_z + 2b_5 E_\theta E_r + 2b_6 E_r E_z \tag{4-3}$$

式中 ρ_0,W——未变形状态下的单位体积应变能;

c,$b_1 \sim b_6$——材料特征常数;

E_θ,E_r,E_z——周向、轴向和径向的格林应变分量。

实际使用时需要根据单向(如认为各向同性)或者双向(如认为是正交各向异性)的拉伸测试数据对 7 个常数进行拟合。

由于所需确定的参数更少,实际工作中也经常用其他橡胶类材质仿真常用基于应变能表达的各种超弹性本构来拟合瓣叶材料属性,如常见的 Neo-Hook 模型、Mooney-Rivlin 模型和 Ogden 模型(图 4-7)。

(3)各向异性材料。瓣叶材料的各向异性对假体的机械性能表现有显著的影响。在瓣膜的仿真计算中,材料的各向异性有不同的实现办法,如可以在各向同性基质材料(可以是线性或者非线性)中沿指定方向添加纤维增强来宏观表征材料的各向异性;或直接采用 Fung-type 非线性各向异性来描述;也有学者开发出新的指数模型,如 May-Newman-Yin 本构用于专门描述瓣膜特性:

$$\psi = C_0 \left[e^{C_1(I_1-3)^2 + C_2(I_4-1)^2} - 1 \right] \tag{4-4}$$

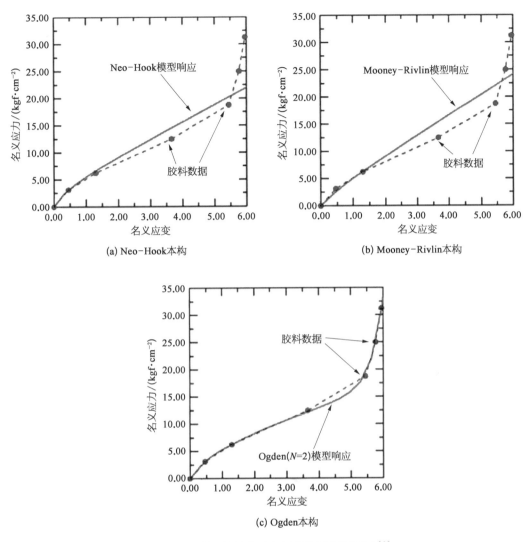

(a) Neo-Hook本构

(b) Mooney-Rivlin本构

(c) Ogden本构

图 4-7　三种超弹性本构对硅胶材料测试曲线的拟合[9]

3) 血液的材料属性

试验证明,血液的表观黏度会随着流经管径的变大而变大,但当管径大于 0.5 mm 时,趋于一常值。且在瓣膜的宏观仿真过程中,一般假定血液是牛顿流体,这是因为在心动周期的绝大部分时间内,切变率都大于 50 s^{-1}。因此在本研究中,涉及血液的部分采用全血的物理参数,密度设为 1 060 kg/m^3,动力学黏度设为 0.003 5 Pa · s。

另外,如果为了和体外流体力学试验的过程和结果有很好的匹配,有时也根据需要把流体域材料属性设置为人体温度下的生理盐水。

4.2.3　生物瓣假体的计算机仿真

心脏瓣膜的完整运动非常复杂,如果在计算机仿真过程中希望将流体、固体和两者之间的交互作用的细节都捕捉和匹配,其工程量和计算量是巨大的。因此在现实研究中,针对不同的研究问题,往往会选择不同的计算方法。

1）结构力学仿真

结构力学仿真可分为准静态(quasi-static,QS)和显式动态(explicit dynamic)两种,在早期瓣膜仿真中主要用于研究瓣膜自身和/或与周围组织之间交互作用的纯固体问题。由于固体力学的计算方法快速、稳健,材料本构研究透彻,结构力学仿真可以帮助瓣膜设计者直观获得瓣膜关闭时瓣叶上的应力和应变分布情况,并基于这些基本的力学信息对耐久性、疲劳性、永久变形等信息做出快速判断。但由于这一方法往往忽略了血液黏度、血液和瓣膜之间的交互作用,也不考虑血液质量、惯性带来的类似瓣膜开闭过程中流速突然变化引起的"水锤"效应,导致其分析结果往往有一定偏差,在舒张期时瓣膜的受力一般比真实情况偏小。

2）计算流体力学仿真

计算流体力学在瓣膜性能的研究中主要研究纯血流问题。在这类仿真中,流体的边界被事先定义,以避免固体域与流体域的计算结果相互传递带来的时间损耗和计算失稳。当研究稳态流问题时,流体域的边界可直接从医学影像或者其他测量手段获得;如果研究心动周期过程中脉动压力的血液动力学问题,则可以采用瓣膜几何三维实时重建的办法处理。在这种情况下,固体域的坐标和位移情况需要通过其他办法获取(例如从基于时间的医学影像中获取,或是通过时间函数控制固体域在液体中运动,然后再添加或者更新在流体域中作为边界。在每个时间步中,流体网格需要被更新以符合更新后的瓣叶及血管边界,然后隐式和迭代地求解流体方程,直到达到收敛为止。运用结合动边界的CFD方法可更精细地分析主动脉内的血液动力学信息,包括速度场、压力场、壁面切应力等,但其结果受边界准确性的影响较大。

3）流固耦合仿真

为了更好地分析血流和瓣膜、主动脉根血管之间的相互作用,双向的流固耦合是必要的。在这样的仿真中,流体域和固体域之间的速度、压力等变量需要实时进行传递,如果设置得当可研究完整心动周期的瓣膜受力情况。但是在瓣膜仿真中,应用双向流固耦合方法也是有很多挑战的,其中最大的问题是瓣叶打开时的快速运动,以及瓣叶关闭时的相互接触,都有可能引起流体域网格的网格拓扑发生剧烈变化而导致计算不收敛。因此,对于不同研究和不同商业化软件,计算双向流固耦合也有不同的计算方法,其中包括任意拉格朗日-欧拉方法(ALE),光滑粒子流体动力学方法(SPH)和浸没边界法(IBM),其原理介绍见本书第1章。

4）边界条件设置

边界条件的设定包括固定压力流量边界条件及动态压力流量边界条件两种。

固定压力流量边界条件适用于稳态流或者准静态问题的研究。对于稳态流问题,为了实现更稳健的计算收敛和更准确的计算精度,往往使用入口固定压力而出口固定流速的方法设置边界条件。而对于准静态的纯固体问题,则可选择直接把峰值的跨瓣压力直接施加在瓣膜面向主动脉侧。

　　动态压力流量波形一般分别采集左心室内和主动脉内的血压和血流在一个或多个心动周期内随时间的变化曲线作为仿真边界条件输入,如图 4-8 即为 ISO 5840-3 中所给出的一种标准压力流量波形。动态压力流量边界条件适用于包括结构显式动态分析和流体的 SPH、动边界 CFD、ALE 和 IBM 等算法。对于结构的显示动态问题,心室侧和主动脉侧的压力波形被直接施加在瓣叶两侧;对于 SPH 和 IBM 算法,跨瓣压力波形施加在出入口边界上;对于动边界 CFD 问题和 ALE 问题,则还是采用入口压力波形和出口流量边界条件比较稳健。

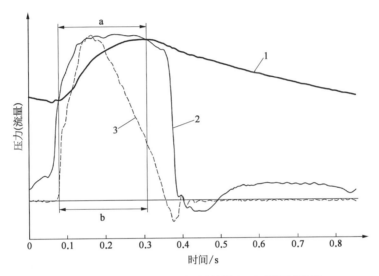

1—主动脉压力波形;2—左心室压力波形;3—主动脉流量波形;
a—正压计算范围;b—均方根前向流量计算范围

图 4-8　主动脉前向流间隔的正压周期示意图

4.3　心包纤维排列方向对自体心包主动脉瓣修复术的影响

　　主动脉瓣疾病的治疗手段已经发展了几十年,而主动脉瓣置换是最重要的也是最主流的一种疗法。目前针对成年人,特别是老年人的瓣膜置换手术中,机械瓣和生物瓣是最广泛使用的置换假体。然而,这两种瓣膜假体的问题也是明显的,例如前文所述的机械瓣需要终身服用抗凝药物,生物瓣容易发生钙化失效等,这两种瓣膜技术目前都存在的高并发症、高失效率及价格昂贵等缺点,严重阻碍了其在年轻患者,特别是儿童或是幼儿患者中的推广和使用。更重要的是,现在市场上商业可用的主流瓣膜假体基本都是为了成年人设计的,临床上很难找到尺寸上可以匹配儿童甚至新生儿主动脉根部尺寸的植入物,这让治疗先天性心脏病的医生深感力不从心。

近年来,利用自体心包进行主动脉瓣修复的修复术取得了不错的进展,这为低龄患者主动脉狭窄的治疗带去了新的希望。自体心包的主动脉瓣修复术最初也称为主动脉新瓣成形术(aortic valve neocuspidization, AVNeo),是日本心血管外科医生 Ozaki 发明的一种无须植入假体,而是通过术中裁切患者自身心包膜作为瓣叶,修复替换原有病变主动脉瓣的手术。该手术打破了瓣膜手术原有的心肌炎等禁忌症的限制,还有包括无须复用抗凝药物、排异反应小、瓣叶材料坚韧,以及价格相对低廉的优点。到目前为止,Ozaki 教授已经对近 1 000 名患者进行了自体心包主动脉瓣修复手术并取得了非常满意的中期疗效,在全球范围内也有 100 多名医生跟进并在超过 20 个国家开展了 3 000 余例手术。复旦大学附属儿科医院于 2013 年率先将该技术引进国内,完成了吸收优化并逐渐发展成了一项专门针对儿童和婴幼儿的特殊手术。

虽然利用自体心包进行主动脉瓣修复的手术技术已经发展了十几年,但是其手术技巧和参数并没有完成标准化定义,其临床效果也缺乏更深入和更长期的评估。例如一个明显疑问是,如前文所述,原生主动脉瓣和自体心包膜各自的生理解剖研究都证明,它们是胶原纤维成束排列、按照优势方向定向增强的薄膜结构。它们在材料性能上也显示出很强的各向异性,如在与纤维束排列的方向相同的原生瓣叶的周向和自体心包膜正交于心底-心尖连线的环向上,材料的结构刚度和抗拉强度都要远超过其他方向。但是,在目前利用自体心包进行主动脉瓣修复的手术操作中,并不强调需要将自体心包沿着其纤维优势排列方向进行裁剪并与原生瓣膜的纤维排列方向进行匹配。这种瓣叶替代物材料优势强度方向上的失拟,虽然从短期看没有显著地影响其术后即刻有效性,但对修复的主动脉瓣的实际血液动力学特性的改变及术后中远期疗效的影响尚不清楚。

因此,本章通过流固耦合计算机仿真的方法对患者个体化主动脉瓣的模型、健康模型和手术修复模型进行比较,研究评价自体心包主动脉瓣修复术的有效性,以及潜在的手术操作优化方向。主要内容包括:

(1)构建患者个体化的主动脉根部病变模型。

(2)对病变的模型进行流固耦合数值仿真,并用经食道超声心动图结果做验证。

(3)开发自体心包主动脉瓣修复术的虚拟手术方法。

(4)在患者个体化的主动脉根部模型上进行虚拟的修复手术。

(5)比较疾病模型、理想正常模型及手术模型的血液动力学特性差异。

(6)评估自体心包主动脉瓣修复术的即刻有效性并给出可能的优化建议。

4.3.1　个体化主动脉瓣几何重建

虽然自体心包主动脉瓣修复术在儿童及幼儿患者群体中的应用更有前景,但是儿童的主动脉尺寸更小,瓣叶更薄,心跳也更快,由于技术和设备的限制,在常规冠脉 CTA 上更难被精确捕捉和理想成像。因此,本研究采用了尺寸更大、心跳速度也相对较慢的成年人患者的主动脉根部和瓣膜进行重建。

　　本研究使用了两名来自复旦大学附属中山医院的患者的医学影像数据。一名患者主动脉瓣结构正常,拥有完整的医学影像资料,作为对照组验证流固耦合方法的可靠性;另一名患者诊断有主动脉瓣根狭窄,有冠脉 CTA 影像但缺失三维经食道超声影像,作为主动脉瓣修复术研究组。作为对照组的 68 岁男性患者,被诊断为二尖瓣置换术后、二尖瓣生物瓣中重度反流、三尖瓣中重度反流、心功能 NYHA Ⅱ 级、高血压,但通过其冠脉 CTA、经胸二维心脏超声及 TEE 检查结果,可明确该患者左室流出道结构即主动脉根部结构正常。作为手术研究组的 63 岁成年男性患者,被诊断为主动脉瓣增厚和钙化,合并中度到重度的主动脉瓣反流和轻度狭窄。在中山医院影像科的支持下,采用东芝 320 排 CT Aquilion One 扫描系统(Canon Medical Systems,美国)并结合心电门控技术对患者进行了术前心脏冠状动脉 CTA 造影。CTA 扫描参数为:管电压 120 kV,管电流 650 mA,准直 64 排×0.625 mm,螺距 0.16∶1,显示野(FOV)250 mm,机架旋转一周时间 0.35 s,重建窗宽窗位 800/300,扫描部位自气管隆突下 2 cm 至膈下 2 cm,分辨率为 512 像素×512 像素。术中辅助造影剂以增强心室和主动脉内的显影清晰度。将 CT 扫描数据以 DICOM 格式存储。

　　在造影剂和高分辨率 CT 的帮助下,左心室内和主动脉根部血管内壁轮廓清楚,主动脉瓣在关闭状态下也清晰可辨。但是由于心脏一刻不停地跳动,瓣膜形态和血管形态也在随时发生变化,如图 4-9 所示。我们仍需要选取合适时刻的影像序列进行个体化主动脉瓣仿真模型的构建。

　　在手术过程或者尸体解剖中处于静息状态的原生瓣膜,呈现出一种三片瓣叶相互轻微交叠、自然关闭的形态(图 4-10);在瓣膜修复手术中,临床医生把新的瓣叶假体缝在瓣环上后,也往往固定在这样的状态。瓣膜两侧压力为零时呈现的自然结构形态被称为零应力状态(又称不受压状态),这个状态对瓣膜的制作和仿真都意义重大。为了更好地拟合原生瓣膜的形态和功能,商业化的生物瓣膜假体经过处理和缝合到瓣架上之后,需要被戊二醛等溶液固定在这样自由关闭的形态上,仿真模型也需要从零应力状态开始施加载荷以正确地捕捉瓣叶在整个心动周期内承受正负压力时瓣叶上叠加的应力应变状态。对持续进行往复开关的瓣膜来说,零应力状态往往指一个心动周期内跨瓣压力最小的时刻瓣膜所呈现的结构形态,也就是心舒张末期瓣膜的形态。很明显地,在图 4-9 中一个心动周期的各个时相内的影像中,0% 和 90% 时相时心室体积最大,呈关闭状态的主动脉瓣清晰可见,具有典型的心室舒张末期的影像学特征。综合比较了两个大约位于相同心动周期时相的影像序列后,本研究选择了图像更为清晰的 90% 时刻的影像序列作为零应力状态下的主动脉瓣形态进行逆向重建。

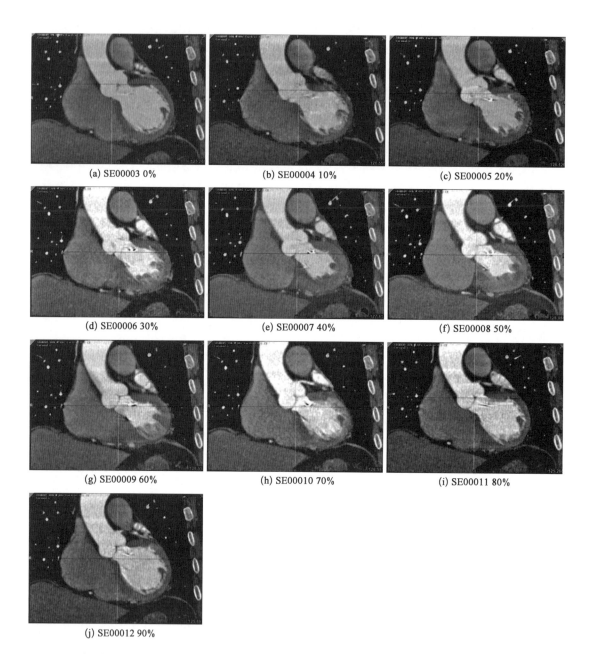

(a) SE00003 0%   (b) SE00004 10%   (c) SE00005 20%

(d) SE00006 30%   (e) SE00007 40%   (f) SE00008 50%

(g) SE00009 60%   (h) SE00010 70%   (i) SE00011 80%

(j) SE00012 90%

图 4-9　心电门控下不同时相的心脏 CT 造影（选取穿过主动脉瓣中线的冠状面影像，筛选零应力状态对应的时相数据：
　　　　0%~90%是心动周期一个完整循环，可见心室从舒张到收缩再到舒张，主动脉瓣从关闭到打开再关闭的循环过程）

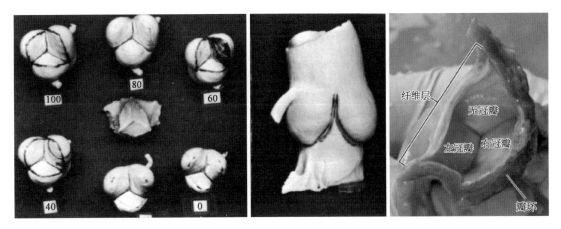

图 4-10　零应力状态下呈现自然关闭状态的原生主动脉瓣

　　主动脉根部的几何重建分为逆向重建和分析区域(region of interest, ROI)修剪两步。

　　患者个体化主动脉瓣的逆向重建在 MIMICS 21.0 完成。导入 90%时相的 CTA 影像序列 321 张,手动调节 Hounsfield 阈值在 218~1 859 以增强不同组织之间的图像对比度,综合运用 MIMICS Research 软件中的高级心脏 CT 模块和手工蒙版分割工具,将左心室和主动脉根部的解剖结构准确分割,并对分割后的域做光顺(Smoothing)和包裹(Wrapping)处理,以降低 CTA 影像噪声对重建曲面的影响(图 4-11a)。完成逆向重建的主动脉根部模型导出为 stl 文件,以进行更进一步的修剪处理。

　　Geomagic Studio 12.0 被用于 ROI 的提取和修剪。在这一步中,主动脉根部的模型分别在主动脉侧和心室侧,被垂直于血管轴线的平面切割裁剪;冠状动脉和其他小血管被去

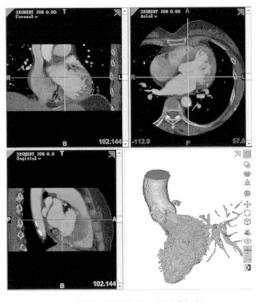

(a) 基于CTA影像重建主动脉根部

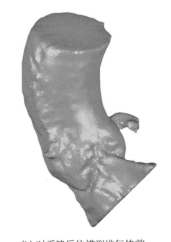

(b) 对重建后的模型进行修剪

图 4-11　手术组患者个体化的主动脉根部模型

除;心室内侧的复杂曲面也被进一步光顺简化;留下两平面之间的重点分析区域解剖结构,包括主动脉窦和瓣膜,如图4－11b所示。

由于患者瓣膜的运动速度过快,现有的CTA技术依然无法完全清晰地捕捉瓣叶曲面的光滑形态。因此,本研究采用了基于重建瓣叶的stl文件,提取瓣叶脊线上的三个坐标点作为B样条曲线控制节点,再通过与主动脉窦根部的曲线做扫略的方法构建个体化的疾病瓣叶几何模型。

4.3.2 主动脉瓣流固耦合模型构建

如前文所述,浸没边界法在处理有大变形、大位移,以及流体域可能出现被固体域隔断的流固耦合问题时,有不需要构造贴体网格、计算稳健可靠的特点,因此本研究也选择了浸没边界法作为流固耦合模型构建的方法。在浸没边界法中,流体域通常被处理成多材料单元类型的静态实体单元网格,允许同一网格中有多种材料并存;而固体域采用拉格朗日方法,使用的实体单元或壳单元、膜单元网格可以直接嵌入流体网格中自由移动而无须在流固耦合接面上构造贴体网格;流固耦合界面之间的计算过程采用罚函数法,仿真过程中求解器会搜索固体网格在流体网格中发生穿透的位移变化,然后给固体网格的节点施加弹性回复力,以试图将其"推回原位",计算过程中固体域节点的质量和动能也将按照距离远近的权重重新分配到周围液体的网格节点上,通过这样的办法对加速度和速度进行耦合。

1）计算网格

在本研究中,结构域(主动脉瓣及主动脉根部血管)和流体域(血液)可分别构建计算网格,而无须用血管和瓣膜几何对流体域进行切割和划分边界层。由于在本研究中,LS－DYNA(Version R11.1.0, LSTC,美国;Ansys,美国)被选用为求解器,因此网格类型和一些前处理的方法均按照其格式要求完成。

结构域的构建主要依靠上一节中逆向重建完成的组织解剖结构模型。完成重建的患者个体化主动脉根和主动脉瓣几何被导入Hypermesh(Altair Engineering,美国)进行网格化处理。为了降低计算成本,在本研究中,瓣叶和血管都被简化成用三维全积分壳单元处理;而为了避免绑定接触(Tie)可能导致的局部应力过大问题,瓣叶和主动脉根部的网格进行共节点处理。

不同于主动脉根部和瓣叶的网格模型,血液部分的网格模型直接在Hypermesh中进行构建。首先将主动脉根部血管模型两端封闭并在入口端面划分四边形面网格,然后运用Hypermesh三维网格模块中的实体网格匹配(Solid map)工具,选取主动脉根部血管模型出入口分别作为源面和目标面,入口端面上的四边形网格作为拉伸网格,血管壁外表面曲面作为扫略控制面,网格尺度设置为约1 mm,拖曳出血管内血液六面体网格。由于心动周期过程中,主动脉窦和主动脉可能会反复舒张或收缩甚至有较大位移,为了保证所有结构在心动周期内都完整"浸没"在血液内而不会"逃出"流体域而导致血管内形成真空或塌陷,对上一步生成的血管网格沿径向继续偏置两层六面体网格作为流体域网格。

LS-DYNA 中无法直接将压力载荷施加在流体域的实体单元上,而是使用与流体域连通的受压流体(pressurized fluid)层给流体域内的流体间接传递静水压力或者动态压力。因此,对血液模型位于主动脉根部血管两端的网格,分别额外地偏置出一层单元作为入口和出口处受压流体层,以添加载荷。

结构域网格和流体域网格在同一坐标系下被分别构建,再各自存为单独的 DYNA 关键字文件——K 文件,以便根据几何或者材料属性的变化做局部修改或调整。当结构域和流体域 K 文件被计算主程序调用时,即自动装配成相互嵌套的流固耦合网格模型(图 4-12)。

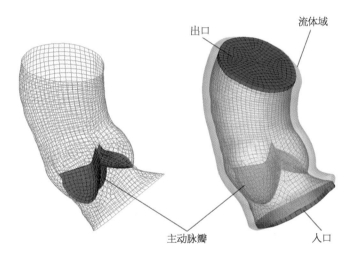

图 4-12　采用浸没边界法构建的手术组患者个体化主动脉瓣流固耦合模型示意图

2) 材料属性

本研究所涉及的生物材料包括原生瓣膜、主动脉根部血管和心包膜。这三种生物材料都由多层软组织构成,并由特定方向排列的胶原纤维增强,显示出高度的各向异性。原生瓣叶由包括心室层、海绵层和纤维层的三层结构组成,在纤维层中有宏观上正交于主动脉轴向的胶原纤维成束排列。自体心包膜由浆膜层和纤维层组成,在纤维层中亦有宏观上正交于心底-心尖连线的胶原纤维平行排列。主动脉血管壁也是三层结构,内层是由内皮细胞和纵向排列的结缔组织构成的内膜,中层是环形排列着弹性纤维和胶原纤维的中膜,外层是由纵向排列的结缔组织构成的外膜。三种不同组织在微观解剖下的结构特征如图 4-13 所示。

在本研究中,心包膜、原生瓣叶和主动脉血管都被认为是正交各向异性材料,其周向(circumferential)、径向(radial)和轴线(longitudinal)方向上的弹性模量 E、剪切模量 G、泊松比 μ、密度和厚度信息来自 Grand-Allen 和 Luo 等的体外力学测试,具体数值见表 4-1。

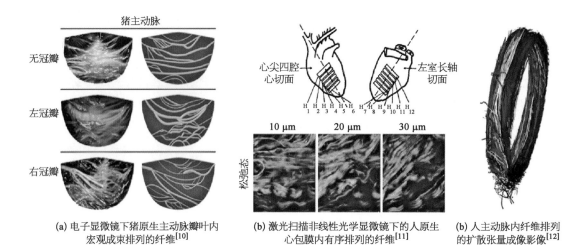

图 4 - 13   原生瓣叶、原生自体心包膜及主动脉内的胶原纤维宏观排列

表 4 - 1   正交各向异性的生物组织材料属性

参　数	材　料		
	主动脉瓣	心包膜	主动脉根
E_{circ}	6.885	8.453	0.334
E_{rad}	1.624	0.857	0.35
E_{long}	1.624	0.857	0.35
G_{xy}	1.121	1.121	0.119
G_{yz}	1.121	0.295 5	0.115
G_{zx}	0.56	0.295	0.119
μ_{xy}	0.106	0.45	0.45
μ_{yz}	0.106	0.101	0.45
μ_{zx}	0.45	0.45	0.429
密度/$(kg \cdot m^{-3})$	1 100	1 100	1 100
厚度/m	5×10^{-4}	5×10^{-4}	6×10^{-3}

注：E_{circ}—周向弹性模量；E_{rad}—径向弹性模量；E_{long}—轴向弹性模量；G_{xy}—xy 平面内的剪切模量；G_{yz}—yz 平面内的剪切模量；G_{zx}—zx 平面内的剪切模量；μ_{xy}—xy 平面内的泊松比；μ_{yz}—yz 平面内的泊松比；μ_{zx}—zx 平面内的泊松比。

　　材料的正交各向异性属性需要以正确的方向映射到有限元模型中各组织的网格单元上。在 LS - DYNA 中壳单元的正交各向异性主要通过定义材料局部坐标系来实现（图 4 - 14），其中材料局部坐标系的 a、b 和 c 方向对应于材料属性表中的 x、y、z 方向，分别通过以下方法来定义：

　　（1）沿主动脉轴线方向定义向量 V，壳单元的面法线方向为 n，则主动脉原生瓣叶、心

包膜瓣叶替代物和主动脉根血管的 a 方向都
可根据右手定则定义为向量 V 和其各自结构
上壳单元的面法线方向的叉乘 $a = V \times n$。

（2）各壳单元材料的 b 方向定义为 a 方
向和面法线方向的叉乘 $b = n \times a$。

（3）各壳单元材料的 c 方向则为 c 和 b
方向的叉乘方向。

（4）额外的,对于利用自体心包进行主
动脉瓣修复的模型,可定义 β 角度来使整个
坐标系绕着 c 方向旋转,这使控制自体心包

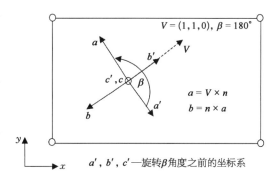

图 4 - 14　LS - DYNA 中壳单元定义材料局部
坐标系的示意图[13]

主动脉瓣叶中纤维朝向相对于原生瓣膜纤维的周向排列发生偏转成为可能。

如前所述,本研究中的血液被设为不可压缩牛顿流体,其密度为 1 050 kg/m³,动力学
黏度为 0.003 5 Pa·s。需要特别注意的是,为了提高 LS - DYNA 显式计算的速度,本研究
中血液中的声速被定义为 150 m/s。

3）载荷与边界条件

如前所述,在本研究中,变化的心室压力和主动脉压力需要通过流体域两端的受压流
体层间接地施加到流体域上。在 LS - DYNA 中可使用状态方程(equation of state, EOS)来
将受压流体层中的材料与它们所受到的压力、密度、体积和内能联系起来。

在本研究中,受压流体层的压力主要是由 Gruneisen 状态方程来控制的。Gruneisen 状
态方程是一种用来表示固体材料在特定温度条件下体积和压力之间关系的方程,但工程
上研究凝聚态液体材料的冲击或高压问题时,往往也采用固体形式的高压方程。LS -
DYNA 中常用的 Gruneisen 状态方程的形式如下,定义为可压缩材料上受到的压力:

$$p = \frac{\rho_0 C^2 \mu \left[1 + \left(1 - \frac{\gamma_0}{2} \right) \right] \mu - \frac{\alpha}{2} \mu^2}{\left[1 - (S_1 - 1)\mu - S_2 \frac{\mu^2}{\mu + 1} - S_3 \frac{\mu^3}{(\mu + 1)^2} \right]^2} + (\gamma_0 + \alpha\mu)E \qquad (4-5)$$

式中　E——初始单位体积的内能,量纲与压强相同;

　　　C——常温常压无扰动状态声速;

　　　α——常数,γ_0 的一阶体积修正系数;

　　　S_1,S_2,S_3——待定的常系数;

　　　ρ_0——初始密度;

　　　μ——压缩状态系数,由下式确定:

$$\mu = \frac{\rho}{\rho_0} - 1 \qquad (4-6)$$

本研究引用了正常的左心室压力和主动脉压力波形作为模板,并根据中山医院心外科术中测量的患者个体化的高低血压为依据进行缩放,从而得到个体化的左心室压力和主动脉压力波形(图 4 - 15)作为载荷输入,分别施加在前述的受压流体层上。

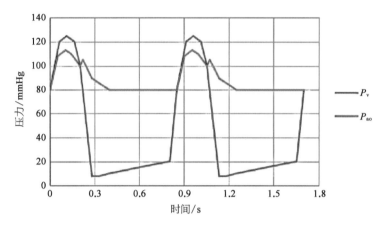

图 4 - 15　分别作为入口和出口脉动载荷的左心室压力(P_v)和主动脉压力(P_{ao})波形图

本研究中的流体域和固体域的边界条件做如下设置:对于血管部分,约束主动脉根部血管两端的节点;对于血液部分,约束流体域所有实体单元形成的整体外表面所有节点,并消除压力波在流体网格边界上发生折射、反射而影响计算结果。

另外,为了更稳健地计算瓣膜开闭过程中三片瓣叶反复相互接触和释放的复杂过程,本研究定义了带软约束(soft constraint)的点面接触(node-to-surface contact),并通过阻尼控制(damping control)来降低瓣膜在高速开闭过程中可能的震荡带来的计算不稳定性。

4)虚拟手术模型

本研究需要构建基于患者个体化主动脉根部几何的疾病瓣膜模型、正常模型和手术模型。疾病模型主要是对 4.3.1 节基于患者 CT 影像逆向重建的个体化主动脉瓣几何直接网格化获得。而正常模型和手术模型则通过对患者个体化主动脉根模型做出结构和/或材料上的调整获得。

通过对异常的主动脉根和主动脉瓣叶形态进行修复从而构建出正常模型。主动脉根的解剖结构异常被认为会影响瓣膜正常功能。对于上述患者个体化主动脉瓣疾病模型,从主动脉侧往下可观察到主动脉根部有异常膨出(图 4 - 16),主动脉瓣瓣环也因此有一定的扭曲。所以,正常模型首先即在几何上继续利用 Geomagic Studio 12.0 对畸形的主动脉根部进行平滑处理,消除异常膨出,并光顺主动脉瓣瓣环的 B 样条曲线,以符合正常主动脉窦圆润饱满、瓣环曲线光滑简洁的解剖特征;然后再利用新的瓣环的空间曲线与前述定义的瓣叶自由边及脊线 B 样条曲线,构建正常瓣叶的几何形态。

在本研究中,手术模型的几何网格主要采用了虚拟手术的方法进行建模,以在仿真模型上模拟临床实际采用的自体心包主动脉瓣修复术的过程(图 4 - 17a)。该虚拟手术主要分成四步(图 4 - 17b),由于是单纯的结构力学仿真,所以采用 Abaqus Standard (Version

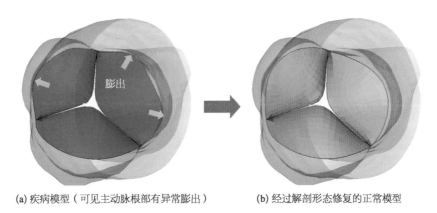

(a) 疾病模型（可见主动脉根部有异常膨出）　　　　(b) 经过解剖形态修复的正常模型

图 4-16　疾病模型和正常模型的构建

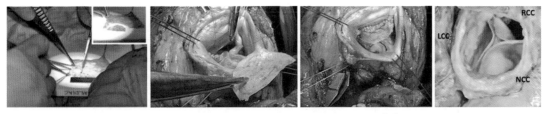

(a) 标准自体心包主动脉瓣修复术的实际手术过程[14]

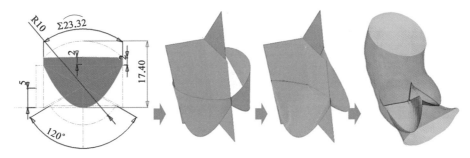

(b) 对患者个体化主动脉瓣数值仿真模型进行的虚拟手术过程

图 4-17　自体心包主动脉瓣修复术的虚拟手术模拟

2017，Dassault System，法国）完成：

（1）首先按照临床常用的瓣叶裁剪模板构建合适该患者主动脉根部尺寸的扇贝状瓣叶片体。

（2）然后将该片体模型弯折、牵拉，使瓣叶片体根部与主动脉根曲线重合，瓣叶两侧直边与主动脉根部相邻两窦连合部位的交界棱线重合。

（3）接着对瓣叶根部和两侧网格边缘的节点进行位移约束，但是释放其转动约束，并从主动脉侧对三个瓣叶施加 600 Pa 均布压力载荷（大约 4% 的瓣膜关闭状态时的最大跨瓣压力），让三个瓣叶轻柔地接触交叠，形成略微关闭的形态，模拟主动脉瓣修复手术过程最后零应力状态下的瓣叶形态。

（4）最后将变形后的瓣叶网格导出，转化单元类型并保存为 LS-DYNA 的 K 文件格式,作为手术模型的瓣叶初始网格模型。

本研究也设计制作了3D打印的瓣叶快速装夹装置以验证上述虚拟手术方法各步骤的合理性(图4-18),以及最后形成的零应力瓣叶形态的准确性。该瓣叶快速装夹装置由内外镶嵌的套筒组成,内外套筒都呈三尖皇冠形状;内侧套筒壁为圆周完整的衬垫;外侧套筒的三尖特征凸起成柱,柱上有等分的键槽,瓣叶假体(图中用纸替代)被卡在内外套筒之间,瓣叶连合部位可穿过外侧套筒键槽至工装外部固定。使用该工装可实践上述虚拟手术关于瓣叶裁剪、弯折、根部固定、向内轻压和定型的过程。由于其操作简便、结果直观的优点,非常便于仿真模型与之对照。通过仿真模型与瓣叶快速装夹实践对比显示,本研究中所提出的手工缝制瓣膜的虚拟手术方法是可行可靠的。另外值得指出的是,对该瓣叶快速装夹工装可以进行进一步优化和改造,使其在未来的工作中也可用于快速装夹不同瓣叶设计进行体外流体力学测试,以简化制作完整瓣膜假体进行测试的复杂程度,并加速瓣膜设计开发的进程。

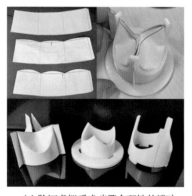 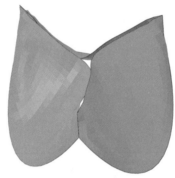 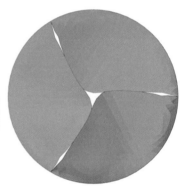

(a) 验证虚拟手术步骤合理性的瓣叶装夹装置 (b) 虚拟手术仿真结果轴测图 (c) 虚拟手术仿真结果俯视图

图4-18 用3D打印的瓣叶快速装夹装置验证虚拟手术方法

关于材料属性,正常模型、疾病模型和手术模型采用了不同的材料局部坐标系定义方式。对于疾病模型和正常模型,直接采用前文所述的结合沿血管轴线方向的向量及瓣叶各网格单元法向的方式,定义原生瓣叶上正交于血管轴线并呈环形排列的主材料方向。对于手术模型,则通过定义偏转角 β 分别为 0°、45° 和 90°,让瓣叶假体材料的主方向与原生瓣叶环形排列的材料主方向发生偏转,以模拟实际进行自体心包主动脉瓣修复术时由于对心包膜任意方向的裁剪而带来的三种自体心包膜胶纤维固有方向与原生瓣叶胶原纤维优势方向之间可能发生的失拟偏斜现象(图4-19)。0°模型意味着心包膜内的胶原纤维排列方向和原生瓣叶纤维束优势方向完全相同的理想匹配状态;45°模型意味着心包膜内胶原纤维斜行偏转于原生瓣纤维束优势方向;90°模型则说明心包膜内胶原纤维方向垂直于理想方向而呈沿血管轴线方向排列。

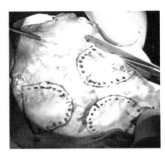

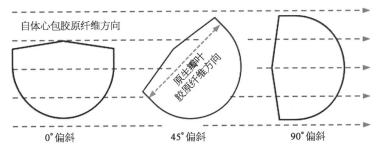

(a) 现行自体心包主动脉瓣修复术中沿任意方向裁切心包膜的操作[15]

(b) 自体心包固有胶原纤维方向（蓝色虚线）和原生瓣叶周向排列的胶原纤维方向（橙色虚线箭头）（由于裁剪方式不同造成失拟偏斜，0°代表心包瓣叶假体和原生瓣叶内部胶原纤维朝向完全相同的理想匹配状态，角度越大则代表偏斜程度越严重）

图 4 - 19　自体心包主动脉瓣修复术中瓣叶假体与胶原纤维排列方向的夹角

5）求解设置和求解环境

对心血管的流体力学相关仿真一般都始于零应力状态或者静息状态，在显式动态分析时，数值模型对周期性载荷在刚开始加载时的瞬时冲击的响应往往与多周期后消除了惯性效应的响应不太一致。特别对于心脏瓣膜的分析，瓣叶的运动形态及流场中血液动力学特征等的分布，也往往需要若干周期才能达到稳定或与正常生理条件下接近。在本研究中，其判断标准为主要分析变量前后两个周期内不发生显著变化。因此，为了避免这种显式动态分析下由于初始加载瞬时启动可能带来的惯性偏差，基于前期试算的结果对流固耦合模型加载两个心动周期的周期性脉动压力载荷，可使瓣叶运动学特征和流场形态达到周期性稳定，而在后处理时仅对第二个周期的结果进行分析。

本研究的流固耦合计算使用 LS-DYNA 的显式求解器进行。计算的硬件环境为如下配置的高性能服务器：CPU 为 10 核心 20 线程的 Intel Xeon，E5-2680 Xeon CPU 主频为 2.8 GHz，内存为 32 GB。

4.3.3　个体化主动脉瓣流固耦合模型验证

在对仿真结果进行分析之前，首先利用三维经食道超声心动图（3D-TEE）验证个体化主动脉瓣流固耦合模型的可靠性。经食道超声心动图（TEE）于 1980 年起首次在手术室中常规使用，它可以帮助医生更好地进行手术。TEE 技术发展迅速，已从标准的二维检查发展到可以在手术室内外实施的实时三维（RT-3D）成像技术。随着技术的进步，3D-TEE 的时间和空间分辨率都有了长足的进步，使其成为外科医生对结构性心脏病患者疾病瓣膜进行手术干预或者治疗的重要辅助手段。有研究认为，3D-TEE 可以获得心动周期过程中主动脉根部各结构形态的动态变化过程，能达到同 CT 类似的诊断精度。因此，本研究选择采用 3D-TEE 来验证前述 FSI 模型在整个心动周期关键时刻瓣膜运动形态与真实生理特征之间的匹配程度,保证后续分析的可靠性。

本研究采用 HP SONOS 7500 超声影像系统(Hewlett-Packard Company,美国)和 S4 探头进行经 3D - TEE 测量。由于患者术前未检查时取仰卧位,食管超声探头按胃镜消毒法常规消毒,探头前端前曲约 150°涂以润滑剂,术者将探头经口腔向咽部快速插入进至食管。多平面探头通过探头手把上的按钮可自动从 0°到 180°进行连续扫查。对于本研究的患者,重点观察和记录主动脉瓣周围结构随心动周期的开闭和血流情况,3D - TEE 扫描的结果数据以 DICOM 格式存储。如前所述,由于医学影像资料完整性限制,本研究仅将对照组患者正常主动脉瓣术中的 3D - TEE 运动形态影像,与对应建立的流固耦合计算机仿真模型结果进行比较,以验证数值模拟方法的可靠性。

本研究采用开源医学影像浏览器 MicroDicom DICOM Viewer(MicroDicom DICOM Viewer 3.8.1,保加利亚)软件,对患者主动脉瓣在心动周期内往复开闭过程中四个时刻(心舒张末期、收缩期、收缩末期、舒张期)的运动形态结果进行提取,并与对照组患者的仿真结果进行对比,如图 4 - 20 所示。

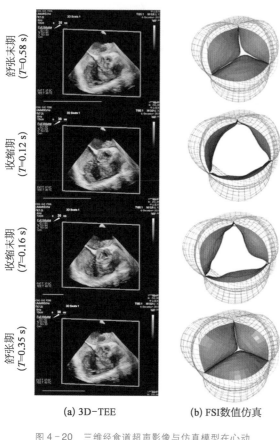

(a) 3D-TEE　　　(b) FSI数值仿真

图 4 - 20　三维经食道超声影像与仿真模型在心动
周期不同时刻瓣膜运动形态对比

从 3D - TEE 和 FSI 数值仿真模型的结果均可看出,该对照组患者的健康主动脉瓣在完整心动周期内运动过程干净有力,三个瓣叶开闭过程较为整齐同步,没有明显的打开困难或者瓣叶交叠现象。数值仿真模型在包括舒张末期、收缩期、收缩末期和舒张期的四个时刻的瓣叶运动形态,和 3D - TEE 捕捉到的患者瓣叶形态较为一致,包括收缩期左冠瓣相对右冠瓣和无冠瓣略微不那么饱满的打开形态、收缩末期三片瓣叶开始回撤时呈三角形的开口状态,以及舒张期瓣膜比较严实的交叠关闭状态等细节,在数值仿真模型上都有非常接近的反映。

患者个体化主动脉瓣数值仿真模型与体内测量结果的高度相似说明该模型有足够的仿真性,证明其从几何构建到材料设置,再到边界条件和载荷,以及各计算参数的正确性,同时也可意味着采用相同方法构建的手术组患者模型和由此得出的分析结果也具有相当高的可靠性和可信度。

4.3.4　瓣膜假体胶原纤维排列方向对血液动力学特性的影响

如前所述,本节主要研究自体心包主动脉瓣修复术中瓣叶假体胶原纤维排列方向和原生瓣叶胶原纤维排列方向之间的差异对假体血液动力学特性的影响,主要通过主动脉狭窄患者的疾病模型、正常模型和三个不同瓣叶纤维排列方向的手术模型的血液动力学特性,以及运动学特性的横向比较来完成,这包括各模型在完整心动周期内的瓣叶运动形态、瓣叶几何开口面积变化、主动脉根部血液流场情况、瓣叶应力和应变及形变等结果输出,最后可以定性和定量地对主动脉瓣修复术的有效性和胶原纤维方向失配的影响做出客观评价。

4.3.5　瓣叶运动学形态

为了细致比较五个主动脉瓣数值仿真模型的瓣叶在一个心动周期内运动形态的差异,下面选取从开始到结束的六个关键时间点进行分析,覆盖了从瓣膜刚刚开始准备打开的时刻,到瓣膜在最大正向压力作用下张开到最大的时刻,再到瓣膜关闭状态承受最大跨瓣压力的舒张期中段,以及其他过渡时刻等(图 4 - 21)。瓣膜完全打开或者关闭时瓣叶形态的理想程度及开闭过程中瓣叶运动的一致性程度被作为定性评估的标准。

对于疾病模型,虽然被赋予了健康瓣叶和主动脉根血管的物理属性及正常的左心室和主动脉瓣压力,但是在心室收缩期仍然明显可见左冠瓣没有办法完全打开而呈现一种不饱和的半塌陷状态;而在心室收缩末期瓣膜开始关闭时,左冠瓣也相比其他两个瓣叶提前关闭,显示出一定的形态和运动学异常。

正常模型的瓣叶运动形态比疾病模型要改善得多。从瓣膜的投影图像上看,由于主动脉根部和瓣环的解剖结构异常的修复,在心室收缩期瓣膜得以较为饱满地完全打开,并由此获得了瓣膜开口面积的一定增加。在心室收缩末期瓣膜开始关闭时,左冠瓣的关闭速度比疾病模型更慢,三片瓣叶的运动也更为同步,这也意味着由于瓣叶关闭不同步导致的反流现象会更少。正常模型在瓣叶运动形态和几何开口面积指标上的提升提示了主动脉窦和瓣环形态的改变对瓣叶运动形态有较大影响。

而如果分析三个不同纤维排列方向的手术模型的仿真结果,可以看到从瓣叶运动学形态上看与正常模型之间的差异不大。首先在心室收缩期,心室内压力到达极值时瓣膜都能够完整打开,甚至三个手术模型的左冠瓣膜比正常模型张开得更为饱满;而在心舒张末期,三个手术模型瓣叶关闭运动的一致性也比疾病模型和正常模型更好;在舒张期中段,三个手术模型的瓣叶闭合紧密,没有明显的反流现象。以上形态学特征可能是由于手术模型的瓣叶形状设计相较原生瓣叶更为统一规整带来的。

1) 几何开口面积

为了定量评估各模型在心动周期内瓣叶开闭情况的好坏,瓣叶的几何开口面积

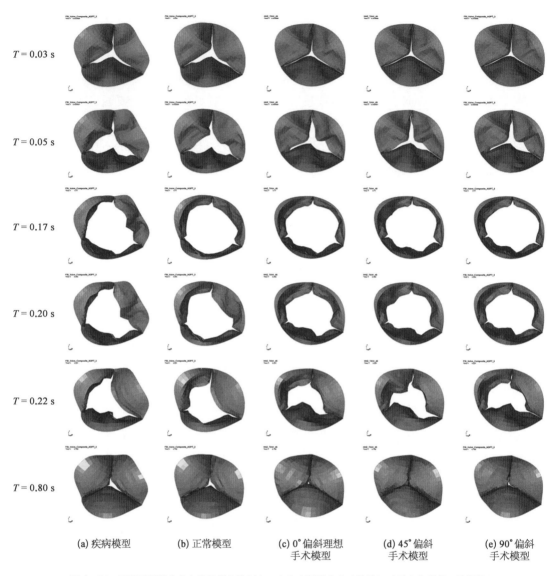

(a) 疾病模型   (b) 正常模型   (c) 0°偏斜理想   (d) 45°偏斜   (e) 90°偏斜
手术模型   手术模型   手术模型

图 4-21　五种不同数值仿真流固耦合模型在一个心动周期内主动脉瓣运动形态的横断面投影视图

（geometric orifice area，GOA）随时间的变化情况也被计算和评估。常见的瓣叶血液动力学参数是有效开口面积（effective orifice area，EOA），用于表示主动脉瓣下游射流的最小横截面积，主要通过压力和流量的累积测量间接计算而得，对同一瓣膜在固定心输出量条件下而言一般是固定值；而瓣叶 GOA 指主动脉瓣开口的实际解剖面积，主要通过对主动脉瓣中心、垂直主动脉血管轴向截面上的影像/图像直接测量获得，它在整个心动周期内可能不断变化。因此，在心脏瓣膜随脉动的压力不断开闭的过程中，它往往比 EOA 更能细致捕捉瓣叶运动的细微差异。在本研究中，GOA 随时间变化的曲线的计算方法如下：

（1）先构建垂直于主动脉瓣轴线的虚拟面相交于主动脉根，并通过 Hypermesh 的面积统计工具计算各个模型在此截面上的主动脉根横截面积作为基准。

（2）在 LS‑DYNA 后处理中正视于该截面，在相同的镜头缩放倍数下捕捉该横截面在 $T=0$ s 时刻的图像，以及三个瓣叶随时间变化的各帧运动形态投影到该截面的图像并输出成系列图片。

（3）利用 Matlab 编写宏程序，批量统计步骤（2）中横截面图像，以及瓣叶运动每一帧图像中三片瓣叶所围成的空白区域的像素个数；将相同模型不同帧之间的像素数量除以截面图像像素数量，再按照时间顺序连线，可得到瓣叶几何开口面积与主动脉瓣截面面积的像素比例随时间变化的曲线。

（4）将步骤（3）中得到的曲线与步骤（1）中各模型主动脉根部横截面面积相乘，即可分别得到每个模型的瓣叶开口面积随时间变化的曲线。

基于 GOA 计算定量比较来看（图 4‑22），三个手术模型与疾病模型相比，在瓣膜几何开口面积方面都有显著增加，与正常模型更为接近，佐证了主动脉瓣修复手术在减轻主动脉狭窄方面的有效性；但手术模型 GOA 的周期性变化与原生瓣模型也显示出一定差异性，主要显示为心包膜瓣叶的开闭速度比原生瓣膜更快，整体打开时间更短，且手术模型之间随着胶原纤维方向的增加，瓣叶开闭相位也有轻微提前。

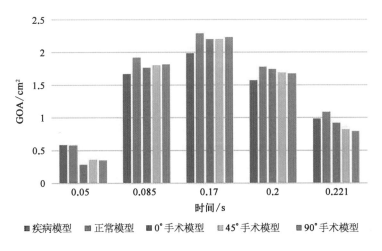

图 4‑22　五个不同数值仿真模型在不同时刻的瓣膜几何开口面积比较

详细来说，在手术有效性验证方面，比较瓣叶开口最大的 0.17 s 时刻，三个手术模型（0°、45° 和 90° 手术模型）相比于疾病模型的 GOA 分别有大约 10.61%、10.69% 和 12.36% 的增加，与正常模型分别仅有 4.06%、3.99% 和 2.54% 的差距。

而在瓣膜打开时间差异性方面，在 0.05 s 时刻，三个手术模型的 GOA 与正常模型相比分别小 50.83%、38.31% 和 38.96%，与疾病模型相比也分别小大约 51.27%、38.85% 和 39.50%；而在 0.221 s 时，三个手术模型的 GOA 与正常模型相比分别小 15.71%、24.00% 和 26.89%，与疾病模型相比也分别小大约 6.97%、16.13% 和 19.31%。但如果观察 0.085 s 时刻，会发现手术模型的 GOA 却比疾病模型分别大 5.89%、7.77% 和 8.72%，与正常模型相比差距分别缩小到 7.97%、6.33% 和 5.51%；在 0.2 s，手术模型的 GOA 也比疾病模型分别大10.56%、7.23%和6.59%，与正常模型差距仅有2.28%、5.22%和5.79%。综合来看，心包瓣的打开比原生瓣更慢，但是打开速度更快；而心包瓣的关闭比原生瓣更慢，关闭速度却更快。这种现象提示了对于替换了心包膜瓣叶的三种手术模型来说，瓣膜的整体刚性比原生瓣膜更强、更有弹性，流阻比原生瓣更大，瓣膜回复零应力状态时打开和关闭的速度也更快。这种现象可能和心包膜本身就比原生瓣叶刚度更高、韧性更强有关。

另一个值得注意的现象是，三种手术模型各自瓣叶运动学形态随时间的变化，在三个模型之间相互比较也是有一定差异且存在一定趋势性的，在瓣膜开口最大的时刻，这种差异最小，而在其余时刻显示出随着胶原纤维角度偏斜角度增大的现象。例如在瓣膜开口最大时刻，45°手术模型和90°手术模型的GOA相比于0°手术模型只有0.08%和1.59%的差异。但是在最大开口时刻之前的0.05 s时刻，45°手术模型和90%模型的GOA相比0°手术模型分别有25.47%和24.14%的增大；在最大开口时刻之前的0.085 s时刻，这种差异分别缩小到1.77%和2.67%。与之对应的在开口最大时刻之后的0.20 s，45°手术模型和90°手术模型的GOA相比于0°手术模型分别更加减少了9.84%和13.27%；到了0.221 s，GOA的差异分别增大到9.84%和13.27%。这种变化提示随着胶原纤维偏转角度的增大，瓣膜变得更容易打开，但其关闭速度也在变快，使得瓣膜打开的相位略有提前。

2）血流速度和速度场分布

由于LS－DYNA本身的后处理软件在分析流体问题方面存在一些功能性缺陷，如无法显示流线迹线等，本研究中对于速度场的后处理分析主要通过开源软件ParaView（Version 5.5，Kitware Inc.和Los Alamos National Laboratory，美国）完成。

将LS－DYNA结果文件导入ParaView，并分别构建穿过五个数值仿真模型主动脉根部血管轴线的冠状面，再把面上节点的血流速度分量投影至该面上。因为在心室收缩期射血过程中各模型之间的差异更明显，本研究选择了心室收缩期内瓣膜刚要打开、完全打开和即将关闭三个时刻的主动脉根部血液流场进行比较（图4－23）。

首先从血流速度绝对值来看，在心室收缩期的心脏射血过程中，各个模型的最大血流速度之间没有显著差异。尽管如前所述，随着几何的修复或材料的变化，瓣膜的几何开口面积有所增加，但是正常模型和三个手术模型的最大血流速度相比于疾病模型分别只略微增加了1.14%、0.85%、1.28%和0.92%。

而从速度场分布情况看，正常模型和手术模型相对于疾病模型的改善效果明显。对于疾病模型，结合前两节的图像化结果，明显可见由于左冠瓣未能完全打开，导致心脏泵血时射流更为集中，且偏向主动脉外侧面；在研究采集的三个时刻，射流边缘瓣叶自由边附近，疾病模型流场中的速度和速度梯度更大，这会导致瓣叶自由边或附近组织发生高壁面切应力的现象；而与此同时，在主动脉窦内侧，流速和速度梯度都较低，这意味着在主动脉根部有低壁面切应力的情况。由此可见，对于疾病模型在主动脉瓣附近同时存在高切应力和低切应力的血流区，高壁面切应力一般可能引发溶血，而低壁面切应力则容易使血液滞留时间延长，脂肪和炎性细胞与内皮细胞黏附概率增加，增加动脉粥样硬化产生和发

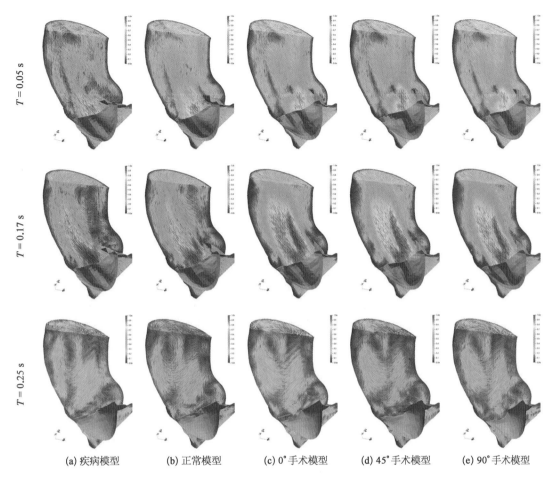

(a) 疾病模型　　(b) 正常模型　　(c) 0°手术模型　　(d) 45°手术模型　　(e) 90°手术模型

图 4 - 23　五个仿真模型在三个不同时刻过主动脉中轴线冠状面上的速度场分布

展的风险。因此,这样相对异常的主动脉瓣附近速度场分布可能与前述疾病模型主动脉根部异常膨出,以及瓣环空间曲线不光顺的异常解剖形态互为因果关系。另外,疾病模型在心收缩末期可见左冠窦内的涡旋相对孱弱,这也不利于瓣膜关闭和对左冠脉的供血。

　　对于正常模型,随着主动脉根部和瓣环形态的修复,心脏泵血时三片瓣叶完整打开,射流明显宽于疾病模型,只有轻微偏向主动脉弓外侧;在本研究采集的三个时刻,瓣叶边缘和主动脉窦内的血流速度和速度梯度也相较疾病模型更小,这意味着主动脉根内的高低切应力血流区要更少和更小,有利于该段血管内各组织的长期工作;并且在心收缩末期($T=0.25$ s),可见主动脉窦内的血流涡旋清晰而有力,这将有助于冠脉供血,也可能是该正常模型三片瓣叶关闭得更好的原因。

　　与疾病模型的血流速度场相比,三个手术模型的改善也是明显的。首先由于瓣叶几何设计更一致归整,心脏泵血时左冠瓣打开得更为饱满,射流宽度进一步增加,并且血流方向基本沿着主动脉弓血管轴线方向上行,没有明显偏向主动脉弓外侧壁的现象;其次与正常模型类似的,主动脉根内的高低切应力血流区也要更小和更少,心收缩末期左冠窦内也存在明显而有力的涡旋,有助于瓣叶的同步关闭和冠脉供血。另外值得注意的是,从血液速度场分布的角度看,并未发现三个手术模型之间的最大速度、流场分布等血液动力学特征与不同模型及瓣叶假体胶原纤维排列方向之间有显著关联。

3) 最大主应力和应变

完整心动周期内各个模型瓣叶上最大主应力和最大格林应变随时间变化的曲线如图 4-24 所示。总的来看,在心室收缩期间,跨瓣压力较低,瓣膜仅发生弯曲变形而没有明显伸展,所有模型瓣叶上的应力和应变水平都比较低;但在心舒张期,由于心室压力急剧降低,主动脉瓣经受着来自主动脉侧反向施加的跨瓣压力,瓣叶被显著拉伸,以致瓣叶上应力应变都显著增加。瓣叶受力情况随着跨瓣压力周期性变化而变化的趋势在每个模型上都是符合客观规律的。

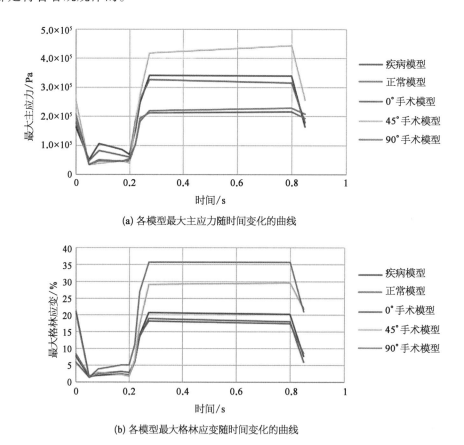

(a) 各模型最大主应力随时间变化的曲线

(b) 各模型最大格林应变随时间变化的曲线

图 4-24　完整心动周期内五个仿真模型瓣叶上最大主应力和格林应变随时间变化的曲线

疾病模型与正常模型相比,不管在心室收缩期还是舒张期都有更高的瓣叶上主应力和格林应变,这意味着疾病瓣膜的病理性变化可能还将继续恶化。

三个手术模型的瓣叶受力情况要更为复杂一些。首先 0°手术模型作为理想手术模型,其应力应变的变化趋势与正常模型更为接近,而其应力响应水平甚至比正常模型更为安全,如在心舒张期该模型瓣上主应力和格林应变比疾病模型分别小最多 37.79% 和

13.43%,而比正常模型分别小最多40%和3.72%,这说明当瓣膜假体纤维方向与原生瓣纤维方向匹配良好时,相比于原生瓣叶更为坚韧的心包膜瓣叶假体在承受相同跨瓣压力情况下将发生更少的牵拉和弯曲变形;45°手术模型在心舒张期瓣叶上的应力和应变要显著高于其他模型,甚至比疾病模型要分别高最多46.33%和64.7%,这说明在这样的纤维排列条件下,瓣叶假体发生了更大的牵拉变形;90°手术模型在心舒张期瓣叶上的应力虽然要比疾病模型和正常模型更小约35.80%,但其最大格林应变却比疾病模型和正常模型都高最多100.45%,这说明该手术模型瓣叶在承压状态时发生的应变主要为牵拉应变,瓣叶延展变形明显。

　　4）形变位移

　　图 4 - 25 对比了五种不同模型在心室收缩期(T = 0.17 s)和舒张期(T = 0.80 s)的瓣叶形变情况。

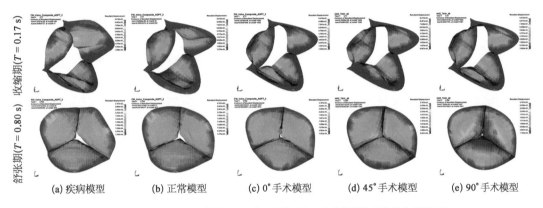

图 4 - 25　疾病模型、正常模型和三种手术模型在心室收缩期和舒张期的变形比较

　　在舒张期心脏射血时,所有模型的瓣膜都顺着前向主动脉的血流方向打开,每个瓣叶的自由边中段是变形位移最大的部位。但与之前几节显示的结果一致的,可以看到疾病模型的左冠瓣没有办法完全打开,瓣叶自由边中段的位移与正常模型相比要小 30.72%。而手术模型的三个瓣叶打开程度均匀一致,其瓣叶自由边中段最大位移与正常模型相比只分别略微增大了 0.12%、2.42%和1.77%。

　　而在心舒张期时瓣膜关闭,三片瓣叶在相当高的反向跨瓣压力的作用下相互交叠闭合。疾病模型、正常模型和 0°手术模型的瓣叶变形位移量是比较接近的,但是 45°手术模型和90°手术模型在靠近瓣叶和自由边部位的位移与正常模型相比分别大了超过37%和75%。这与上一节应力应变的分析结果也是一致的。

4.4　研究方法和结果的分析与讨论

　　通过浸没边界法在流固耦合计算的实践,证明了该项技术在心脏瓣膜血液动力学研究中的可操作性和可靠性。与常规结构力学或者计算流体力学数值仿真类似的,通过对现实世界台架试验或者临床环境关键参数的测量、简化和调试,即可实现仿真结果在宏观上与临床或者试验结果的良好匹配,完整捕捉瓣膜在完整心动周期内的开闭情况及流场中细微变化的血液动力学特征。在本章中基于患者个体化影像构建的主动脉瓣流固耦合数值仿真模型,成功地通过了与临床中 3D-TEE 采集到的相同患者主动脉瓣运动学形态比对验证,初步证明了该流固耦合计算方法及该模型的准确可靠。

运用浸没边界法进行流固耦合仿真无须再构造贴体网格,也不用在计算过程中自动或者手动控制流体域网格的自适应重构,大大提高了计算的鲁棒性,降低了计算成本。但是,经典浸没边界法的流体域网格均匀固定,没有办法精细刻画靠近结构与流体界面附近流场的速度和速度梯度,因此无法直接计算结构零件在流场中的壁面切应力情况。这为进一步研究包括瓣叶假体的血管内介入器械关于溶血、钙化等方面的问题带来了困难。因此,也有学者基于经典浸没边界法进一步优化和开发了例如浸没界面法、笛卡尔网格法、切割单元法等算法,用自动捕捉和细化流固耦合界面处液体网格的办法,提高近壁面处速度场的计算精度,以满足更细致或更复杂边界情况的流体力学研究的要求。

运用结构力学仿真软件 Abaqus 对自体心包主动脉瓣修复术的步骤进行虚拟手术仿真。参照标准手术操作步骤进行的主动脉瓣修复术在基于患者个体化 CTA 数据逆向重建的主动脉根模型上有序展开,包括裁切、弯折、缝合、固定等关键步骤都被一一模拟,仿真结果与外科手术操作缝合的瓣叶形态实现了良好的匹配。

本研究的虚拟手术实践有两重意义。首先对于仿真模型的构建而言,通过虚拟手术构建的模型几何形态往往更准确,与现实情况更为贴近。这是因为与直接正向建模各种理想化的简化条件输入不同,虚拟手术通过模拟真实手术步骤,可以把人为操作可能带来的一些非预期影响或误差也引入仿真模型的初始化模型中,并通过传递这些影响和误差到后续仿真的方式,对进一步分析这些影响和误差的重要性提供帮助。例如在本研究中,由于将平面的心包膜卷曲固定成相互交叠的瓣叶曲面形态,可能带来的材料冗余或者堆叠褶皱现象,以及这种现象对其制成的瓣膜假体后期血液动力学特性的影响是不能忽略的;但这些由于实际操作带来的瓣叶假体上的非对称、非固定、非必然的"瑕疵",是几乎没有办法通过传统正向建模直接获得的。其次对于临床手术而言,虚拟手术技术结合计算机仿真,可以帮助医生更合理地优化现有手术方案,或者设计各类患者个性化的诊疗方案。这对优化手术方案及提高手术成功率等方面都有非常重要的现实意义。

浸没边界法和虚拟手术在本研究中的成功应用,也为未来进行更为复杂的自膨瓣、球扩瓣的血液动力学研究打下了坚实的基础。

在验证患者个体化主动脉瓣模型的基础上,进一步构建了包括正常(健康)模型和三种可能的手术模型,通过模拟现有临床中任意裁切心包膜的操作,证明了现有自体心包主动脉瓣修复术的临床即刻有效性。

瓣叶运动学形态分析、几何开口面积,以及血流速度场分析都显示,通过执行自体心包主动脉瓣修复术,把畸形的原生主动脉根部解剖结构进行修复,都可以实现主动脉瓣从运动形态到临床常监测的血液动力学特性的极大优化。修复后的主动脉瓣与疾病瓣膜相比都能有更大的几何开口面积,更饱满、一致的瓣膜开闭动作,以及更正常的主动脉瓣射流。

通过细致比较还可发现,这些临床上常见的、容易实施的瓣膜运动学形态和血液动力学特性等评价指标的改善确实与瓣叶假体内胶原纤维排列方向没有显著关系,这样的结果与复旦大学附属儿科医院临床上目前的观察结果比较一致,也充分说明了进行自体心包主动脉瓣修复术后,患者的瓣膜和心脏功能应该可以得到立即的改善。

在研究中,虽然通过定性和定量的分析证明用临床上常用的血液动力学监测方法评估的自体心包主动脉瓣修复术即刻有效性与瓣叶假体内胶原纤维排列方向没有显著关系,但是本研究通过详细分析常规临床监测无法评估的瓣叶受力情况,证明匹配瓣叶假体内的胶原纤维方向对假体远期生存和长期临床效果具有重要意义:

（1）瓣膜材料的受张响应,特别是在舒张期承载极限跨瓣压力条件下的受力情况,与其自身材料各向异性的方向性非常相关。

（2）瓣叶假体与原生瓣纤维方向有良好匹配的手术模型,不仅有与正常模型十分接近的宏观血液动力学和形态学特征,同时更重要的是,其制成的瓣膜在不断往复的开闭过程中有更小的应力和应变响应。

（3）临床上裁切瓣叶时,将心包膜材料固有胶原纤维优势方向（垂直于心底心尖连线的横向）作为瓣叶假体的周向方向进行裁切,能实现心包膜瓣叶假体内纤维和原生瓣纤维方向的良好匹配。

从材料科学和组织工程学角度看,让瓣膜假体工作在更低的应力应变水平下,并让其具有同原生瓣更为接近的血液动力学特性表现,对增加瓣膜的疲劳寿命都是有积极帮助的。但在本研究中,虽然三种手术模型的瓣膜宏观运动学形态和血液动力学特征表现都比较类似,但如果加上瓣叶受力情况来评估,只有匹配了胶原纤维方向的0°手术模型才更符合理想假体的综合要求,即宏观横向分布胶原纤维的瓣膜将有更好的安全系数和疲劳寿命。随着瓣叶假体内胶原纤维偏转角度的增大,瓣叶受拉时的结构刚度被显著削弱了,特别在心舒张期瓣叶受到极端跨瓣压力收张时,应变显著增加。考虑到拉伸是瓣膜最主要的一种疲劳损伤形式之一,有理由相信应该尽可能不让自体心包缝制的主动脉瓣工作在这样的高应变情况下。

综上所述,本研究建议临床上进行自体心包主动脉瓣修复术时,应尽量大体横向地裁切心包膜以制作主动脉瓣修复术中的瓣叶,这可以帮助实现更好的临床效果和更长的瓣膜寿命;而即使遇到组织尺寸或解剖形态的困难,也应避免纵向裁切,以降低瓣膜假体在开闭过程中由于过度形变带来的材料损伤。

4.5　总结与展望

本章主要介绍了工程设计、材料力学试验、体外流体力学测试、数值仿真等的综合性计算机建模仿真在瓣膜修复,特别是在自体心包主动脉瓣修复术进行手术方案优化中的应用。在虚拟手术模型中验证了自体心包主动脉瓣修复术的有效性;运用浸没边界法对自体心包主动脉瓣修复术手术前后的运动学特性和血液动力学特性进行了计算机仿真,验证了现行手术方法的即刻有效性,并对不同心包裁切方向对术后即刻血液动力学特性的影响做了模拟和评估;并进一步提出在手术中横向裁剪心包膜制作主动脉瓣瓣叶可实现瓣叶假体与原生瓣纤维排列方向的良好匹配,而良好的纤维匹配有助于降低瓣膜的异常形变和受力,这对提高瓣膜假体远期疲劳寿命方面有着重要意义。

由于算例和算法限制,本章流固耦合计算所用的浸没边界法并不能很好地捕捉近壁面流场的情况以精确计算如壁面切应力、剪切振荡因子等对溶血、血栓、沉积、钙化等病理变化有很大影响的血液动力学参数。这在今后的研究中,应开发和使用更适合的算法,以进一步提高瓣膜相关的计算机仿真和工程优化工作的实用性和准确性。

参考文献

[1]　Hoeng J, Bovard D, Peitsch M C. Organ-on-a-chip: engineered microenvironments for safety and efficacy testing[M]. Academic Press, 2019.

[2]　Russo M, Taramasso M, Guidotti A, Pozzoli A, Nietilspach F, Von Segesser L, Maisano F. The evolution of surgical valves[J]. Cardiovascular Medicine, 2017, 20(12): 285 – 292.

[3]　Jones B M, Krishnaswamy A, Tuzcu E M, Mick S, Jaber W A, Svensson L G, Kapadia S R. Matching patients with the everexpanding range of tavi devices[J]. Nature Reviews Cardiology, 2017, 14(10): 615 – 626.

[4]　Vesely I. The role of elastin in aortic valve mechanics[J]. Journal of Biomechanics, 1997, 31(2): 115 – 123.

[5]　Driessen N J B, Boerboom R A, Huyghe J M, Bouten C V C, Baaijens F P T. Computational analyses of mechanically induced collagen fiber remodeling in the aortic heart valve[J]. J Biomech Eng, 2003, 125 (4): 549 – 557.

[6]　Sulejmani F, Caballero A, Martin C, Pham T, Sun W. Evaluation of transcatheter heart valve biomaterials: computational modeling using bovine and porcine pericardium [J]. Journal of the Mechanical Behavior of Biomedical Materials, 2019, 97: 159 – 170.

[7]　Radjeman A, Liew S C, Lim K O. Anisotropic elasticity of bovine pericardial tissues[J]. The Japanese Journal of Physiology, 1985, 35(5): 831 – 840.

[8]　Vesely I, Noseworthy R. Micromechanics of the fibrosa and the ventricularis in aortic valve leaflets[J]. Journal of Biomechanics, 1992, 25(1): 101 – 113.

[9]　Hibbit D, et al. Abaqus theory manual V6.7[CP]. Rhode Island Inc, 2007.

[10]　Mega M, Marom G, Halevi R, Hamdan A, Bluestein D, Haj-Ali R. Imaging analysis of collagen fiber networks in cusps of porcine aortic valves: effect of their local distribution and alignment on valve functionality[J]. Computer Methods in Biomechanics and Biomedical Engineering, 2016, 19(9): 1002 – 1008.

[11]　Alavi S H, Ruiz V, Krasieva T, Botvinick E L, Kheradvar A. Characterizing the collagen fiber

orientation in pericardial leaflets under mechanical loading conditions [J]. Annals of Biomedical Engineering, 2013, 41(3): 547 - 561.

[12] Flamini V, Kerskens C, Simms C, Lally C. Fibre orientation of fresh and frozen porcine aorta determined non-invasively using diffusion tensor imaging[J]. Medical Engineering & Physics, 2013, 35(6): 765 - 776.

[13] Hallquist J O, et al. LS-DYNA keyword user's manual: version 970[Z]. Livermore Software Technology Corporation, 2003.

[14] Jia B, Zhang H F, Huang J X. Another choice for aortic valve disease in pediatric patients[J]. The Annals of Thoracic Surgery, 2022, 113(1): 377 - 378.

[15] Sa M P B O, Perazzo A M, Zhigalov K, Komarov R, Kadyraliev B, Enginoev S, Ennker J, Popov A F, Quarto C, Weymann A, et al. Aortic valve neocuspidization with glutaraldehyde-treated autologous pericardium (Ozaki procedure)—a promising surgical technique[J]. Brazilian Journal of Cardiovascular Surgery, 2019, 34: 610 - 614.

第 5 章 心室辅助泵建模仿真与应用

植入心室辅助泵是挽救晚期心衰患者生命的最后一种方案。心室辅助泵目前主要包括轴流式血泵和离心式血泵两种。轴流式血泵具有体积小、植入方便等优点，但是存在溶血和凝血严重、卒中风险高等缺点，所以更多地考虑将其用于做功要求较低的右心室辅助泵的设计中。近些年随着介入式心室辅助泵的快速发展，轴流式血泵又扩展到新的应用领域。本章首先介绍轴流式血泵的建模和计算流体力学仿真的方法，然后将其用于植入单心室心脏病患者的全腔静脉肺动脉连接（TCPC）的结构中，分析其在不同工况下的溶血和血栓形成风险，为轴流式右心辅助泵的优化设计提供参考。

5.1 背景介绍

功能性单心室是一种典型的先天性畸形，其发病率在活婴中约为 1∶6 500，占先天性心脏病的 1%~3%[1]。患者没有两个发育完善的心室，动、静脉血液在承担收缩功能的主导心室混合后泵出，造成全身器官缺氧，并且出现心力衰竭、心律失常等症状，严重的患者甚至出现猝死。目前常见的单心室患者救治方案为三阶段的姑息手术：Norwood 手术、Glenn 手术与 Fontan 手术。第一阶段的 Norwood 手术宜在患者出生 2 月内实施，通过手术切除房间隔、横断并扎闭远心端肺主动脉，将近心端肺动脉连接到发育不全的主动脉上，以提高入肺的血流量促进肺的早期发育。第二阶段的 Glenn 手术一般在 6 个月至 2 岁时开展，此时肺血管阻力下降，通过手术去除 Norwood 手术中构建的主动脉-肺分流，然后将上腔静脉（SVC）连接至肺上形成分流通路。第三阶段的 Fontan 手术则在 4~15 岁进行，通过手术将输送下身血回心的下腔静脉（IVC）从原有的右心处切除，用人工血管进行延长并连接到肺动脉上。三阶段姑息手术完成后，上下腔静脉被直接连接到肺主动脉，构成了全腔静脉肺动脉连接生理结构，从体循环返回的所有静脉血直接流向肺部。这种结构虽然完全分离了动静脉血，但仍旧由单心室为体、肺两个循环提供动力，长期的动力不足会导致全身血运效率低下。极大的后负荷还会致使单心室发生心室肥大、搏动能力下降等病变,最终导致单心室心衰。

为此,De Leval[2] 在 1988 年提出了动力型 Fontan 的概念,腔肺循环动力辅助装置(CPAD)也随之走入科研与临床的视野。CPAD 按是否与血液的接触可分为管外动力类型(搏动泵)与管内动力类型(离心泵与轴流泵)。搏动泵通过容积变化周期性地泵出血液,模拟真实心室输出,但存在不宜植入和易感染的问题。离心泵和轴流泵则利用叶片旋转做功,为血液加速增压,输出连续性血流。并且相比之下,轴流血泵的体积更小,更容易植入,已经发展较为成熟。本研究参考 Jarvik 2000 和 Throckmorton[3] 等的轴流泵设计出一种适用于 Fontan 患者的轴流血泵,旨在增加 Fontan 患者的肺部灌注,减轻单心室负荷,提高患者术后的生活质量。

为了研究轴流血泵的辅助性能及为临床提供动力辅助 Fontan 手术的指导,本章将轴流血泵虚拟植入不同的 TCPC 结构中,运用计算流体力学方法,从血泵压升、血液的能量增量、TCPC 内的流场特性与流量分配、血管壁损伤风险、溶血与血栓形成风险等方面对比轴流血泵植入不同 TCPC 结构后的辅助性能差异。本章还探讨了使用单相流和多相流方法进行植入轴流血泵的 TCPC 结构数值模拟的差异。相较于单相流模拟而言,多相流模拟引入了红细胞、白细胞和血浆,可以模拟出红细胞受剪切后聚集的生理现象,并且从溶血的本质出发更精确地评估溶血风险,但计算资源消耗更大。本章使用的所有方法均可以应用于各种心室辅助装置(如 HeartMat Ⅲ、Impella 等)和体外膜肺氧合装置(ECMO)的计算流体力学建模仿真研究。

5.2　计算流体力学仿真方法

计算流体力学在心室辅助泵的设计中发挥着举足轻重的作用,通过数值仿真可以进行手术规划并缩短血泵的开发周期。血泵的模型一般通过 CAD 软件(如 Solidworks、ProE 等)进行结构设计,特定病例的 TCPC 解剖结构由 CT、MRI 等医学影像在 MIMICS 等影像学重建软件中进行三维重建后获得。所得的 Pump‐TCPC 模型装配后,进行网格的划分。血泵部分一般使用结构性的六面体网格,并在叶片转角处进行网格精细化;TCPC 部分采用快速生成的非结构性四面体网格,并在血管壁面附近使用三棱柱网格进行细化,可更好地刻画近壁面处血流的边界层效应。所得网格数据在 Ansys CFX 或 Fluent 中进行求解器的设置与求解,数值仿真结果获得压力-流量曲线及各种血液动力学参数,对结果进行分析后指导血泵的设计参数优化,并获得符合特定病例的血泵输出参数。

5.2.1　旋转机械的数值仿真方法

血泵包括转动部分和静止部分,转动部分高速旋转会带动血液的转动,因此需要特殊的数值方法模拟这种转动。对这类问题有两种常用的数值模拟方法：一种是多重参考系方法，另一种是滑移网格法[4]。

1）多重参考系方法

多重参考系（multiple reference frame，MRF）方法是一种定常的数值模拟方法，它假设网格单元做匀速运动，适用于区域边界上点的运动基本相同的问题。该方法简单且适用性强，因此被广泛应用于旋转机械的仿真。使用多重参考系方法时，血泵内的流域被划分为两个子域：转动域和静止域。控制方程在每个子域内各自求解，各子域的信息在交界面上通过将速度换算为绝对速度的形式进行交换，并且使得两个子域的速度保持连续。多重参考系方法不能精确计算随时间变化的物理量的数值，它所获得的定常解被认为是非定常解对时间的平均值。

2）滑移网格法

滑移网格法（sliding mesh）是一种非定常计算方法，使用滑移网格法时血泵内区域也被划分为转动域和静止域，转动域内的网格分布较密，且随着离散的时间步沿旋转轴产生转动，在不同的时刻重新生成网格；而静止域则保持不动。在转动域与静止域的交界面上，使用两层交界面将不对应的节点分别进行求解，然后形成新的交界面。通过新交界面上的通量传递，实现两区域内的流场耦合。滑移网格法可以得到随时间变化的参数值。

5.2.2　湍流模型

正常人体内血液流动时的雷诺数不超过 2 300，处于层流状态。而血泵转子高速转动带动血流快速流动时的雷诺数远远超过 2 300，血液流动进入湍流状态，因此对于血泵内的血液流动需要考虑湍流。湍流是不规则、多尺度、结构复杂的流动，具有很强的扩散性和耗散性。尽管湍流运动非常复杂，但是仍然可以用非稳态的连续性方程和 Navier-Stokes 方程描述湍流的瞬时运动，然而求解这样一个复杂的方程组会花费大量的计算成本，因此需要进行简化处理。其中最常用的简化方法是基于统计平均建立起来的雷诺时均化方法，即在时间域上对流场物理量进行雷诺平均化处理，然后求解所得到的时均化控制方程。雷诺时均化方法计算效率较高，解的精度也基本可以满足工程实际需要，是流体力学领域使用最为广泛的湍流模拟方法。利用雷诺时均化方法创建的湍流模型包括 $k-\epsilon$ 模型、$k-\omega$ 模型等[5]。

1）$k-\epsilon$ 湍流模型

标准 $k-\epsilon$ 模型是从试验现象中总结出来的，它被提出之后就变成工程流场计算湍流主要的工具。模型中的湍动能 k 输运方程是一个通过精确推导得出的精确方程，耗散率 ϵ 方程是一个半经验公式。它适用范围广，在计算成本和计算精度方面较为平衡。但是标准 $k-\epsilon$ 模型是针对发展非常充分的湍流建立的，是一种针对高雷诺数湍流的模型。当雷诺数较低时，不适宜直接采用该模型而需要进行特殊处理，如引入壁面函数等。

2）k-ω湍流模型

k-ϵ模型无法准确预测带有逆压力梯度的边界层流动。为解决这一问题,另外一些湍流模型被提出,k-ω模型就是其中之一,ω是湍动能的比耗散率。k-ω模型对于k-ϵ模型在对一些湍流进行模拟时不够精确的问题有显著的改善,比如强曲率的流动、分离流及射流,但它的收敛难度较高,并且对求解时选取的初始值非常敏感。

在k-ϵ模型和k-ω模型基础上又进一步改进出了具有更高精度的 Shear Stress Transport（SST）k-ω模型。凭借着更好的适用性和更高的计算精度,SST k-ω模型越来越多地被用于叶轮机械的 CFD 仿真。

5.3　轴流血泵植入全腔静脉肺动脉连接理想模型的数值仿真研究

Fontan 循环有多种搭建方式。传统的搭建方式是将 SVC 和 IVC 直接连接到右肺动脉（RPA）,形成单侧上腔静脉 TCPC 结构。另一种搭建方式是上腔来流的肺动脉双侧分流术式[6],这种术式在传统术式的基础上将 SVC 上游的左无名静脉（LIV）截下,连接至左侧肺动脉,形成带有双侧上腔静脉的 TCPC 结构。相较于传统搭建方式,上腔来流的肺动脉双侧分流术式可以更好地实现左右肺血供的平衡,但是手术更加复杂,难度更大。本节对比轴流血泵植入两种 TCPC 结构后的血液动力学差异,为临床的动力 Fontan 手术选择提供指导。

5.3.1　模型建立

参考 Jarvik 2000 和 Throckmorton[3]等的轴流泵,设计一种适用于 Fontan 患者的轴流血泵。该血泵通过手术植入患者的 IVC 中,为患者提供循环动力。植入手术的施行时间可以选择在病患构建出完整的 Fontan 循环之后,也可选择与病患的 Fontan 手术同步进行。轴流血泵结构如图 5-1 所示,共分为引流段（inducer）、叶轮（impeller）、扩散段

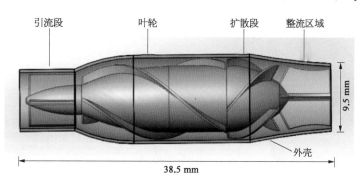

图 5-1　轴流血泵结构示意图

(diffuser)和整流区域(straightener)四个部分。各部分的功能如下：引流段将下腔血流顺畅地引导进入血泵；叶轮转动加快血流流动，将旋转的机械能转化为血液的动能；扩散段的叶片与叶轮叶片逆向，将血流的动能转化为压力能；整流区域进一步规整流出血流，减少泵出的血液出现二次流的可能性。

本节所用到的 TCPC 结构为一理想模型，各个血管的尺寸和空间关系是根据真实病例的解剖几何得到的。首先简化病例的生理解剖结构得到单侧上腔静脉 TCPC 结构，而后依据此模型，将左无名静脉截下，连接至左侧肺主动脉上，构建出双侧上腔静脉 TCPC 结构，最后在所获得的两种 TCPC 结构的 IVC 中分别植入轴流血泵，构建出相应的植入轴流血泵的单侧上腔和双侧上腔静脉理想 TCPC 模型，分别标注为 Si－SVC(单上腔静脉术式)模型和 Bi－SVC(双侧双向上腔静脉术式)模型，如图 5－2 所示。两个模型的具体几何尺寸如下：IVC、LPA 和 RPA 的直径均为 9.5 mm；Si－SVC 模型中 RIV 和 LIV 的直径分别为 8.14 mm 和 6.74 mm；Bi－SVC 模型中 RSVC 和 LSVC 的直径与 RIV 和 LIV 的直径保持一致，分别取为 8.14 mm 和 6.74 mm；上、下腔静脉之间的偏移量设置为 19 mm，对应IVC 直径的 2 倍[7]。

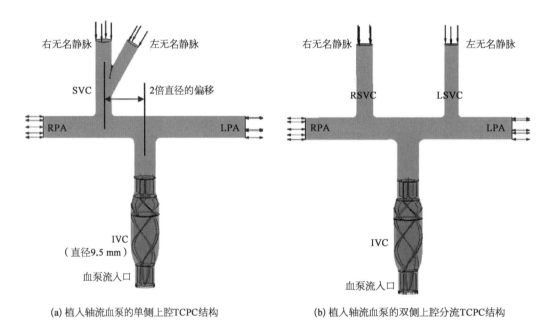

(a) 植入轴流血泵的单侧上腔TCPC结构   (b) 植入轴流血泵的双侧上腔分流TCPC结构

图 5－2　植入轴流血泵的单侧上腔与双侧上腔 TCPC 模型

5.3.2　网格划分

本研究通过 Ansys ICEM 生成流域网格。轴流血泵内部流域采用结构性六面体网格划分，这类网格可以准确刻画规整血泵内的血液流动[8-10]。血管流域则采用非结构性的四面体网格划分。四面体网格可以很好地刻画不规则的血管形状,减少畸形网格生成的可能性。此外,在血管壁附近生成五层边界层网格以对近壁面处的流场进行精确刻画,使壁面上的血液动力学参数的计算更为准确。经过网格独立性检验后,最终采用的轴流血泵与理想 TCPC 的网格数量见表 5 - 1。

表 5 - 1　植入轴流血泵的单侧上腔与双侧上腔静脉 TCPC 模型网格数量

模　　　　　型	网格数量
轴流血泵	1 383 585
植入轴流血泵的单侧上腔静脉理想 TCPC 模型	2 086 772
植入轴流血泵的双侧上腔静脉理想 TCPC 模型	2 102 815

5.3.3　边界条件、材料属性和求解设置

本节中的边界条件均为定常边界条件。轴流血泵入口以及左、右上腔静脉均设为流量入口边界条件,流量大小根据心输出量(CO)计算得到。轴流血泵入口流量和上腔静脉总流量分别为 CO 的 60% 和 40%,LSVC 与 RSVC 的流量分别为上腔静脉总流量的 40% 和 60%[6]。考虑到不同病患的心输出量存在较大差异,本研究选取五个不同的 CO 流量进行后续分析,即 2 L/min、2.5 L/min、3 L/min、3.5 L/min、4 L/min。为了捕捉 LPA 和 RPA 处的反流,LPA 和 RPA 设置为开放边界条件。考虑到不同转速下轴流血泵的输出特性不同,LPA 和 RPA 处的静压值与血泵转速一一对应,分别为 8 mmHg 对应于 2 000 r/min、16 mmHg 对应于 3 000 r/min、24 mmHg 对应于 4 000 r/min、32 mmHg 对应于 5 000 r/min、40 mmHg 对应于 6 000 r/min。TCPC 的血管壁面、轴流血泵的壳体壁面、叶片表面均设置为刚性壁,光滑,无滑移。根据叶片的螺旋方向,轴流血泵的叶轮流域被设置为逆时针旋转区域,其他流域为静止区域。转动区域和静止区域通过通用网格界面(general grid interface, GGI)进行耦合[11]。

模拟的流体介质为血液。血泵中是高剪切环境,因此使用不可压缩牛顿流体表征血液。血液的密度、动力学黏度和比热容分别取为 1 050 kg/m³、0.003 5 Pa·s 与 3.594 kJ/(kg·K⁻¹)[12]。

本节中包括稳态模拟和瞬态模拟,计算血栓形成风险时采用瞬态模拟,除此之外均采用稳态模拟。瞬态模拟时,时间步长取为 0.000 33 s,计算 150 步,每 10 步保存一次,对最后 10 个保存步结果进行结果分析。两种算例选用 Ansys CFX 中的 RANS 求解器和标准 k-ϵ 湍流模型进行求解,此求解器设置在 VAD 的研究中运用广泛[8, 13-15],收敛判据设为速度和压力的计算残差小于 1×10^{-4}。

5.3.4 评估指标

评价轴流血泵植入单、双侧上腔静脉 TCPC 结构后性能差异包括能量增量、溶血风险和血栓形成风险三个方面,相应评价指标的介绍如下。

1) 能量增量

采用轴流血泵最核心的目的是解决 Fontan 患者循环动力不足的难题,因此血液经过 TCPC 后的能量增量是动力性 Fontan 手术设计的一大关注点。本研究所用能量增量的计算公式如下[16]:

$$E_{gain} = \sum (P_{total\_out}) Q_{outlet} - \sum (P_{total\_in}) Q_{inlet} \qquad (5-1)$$

$$P_{total} = P_{static} + \frac{1}{2}\rho u^2 \qquad (5-2)$$

式中 P_{total}——总压;

    Q——体积流量,inlet 和 outlet 代表模型的入口和出口;

    P_{static}——静压;

    ρ——流体密度;

    u——流速。

2) 溶血风险

轴流血泵在运转过程中与血液直接接触,高速旋转的叶片导致极高的剪切应力,大大增加血细胞被破坏的风险。根据前人对多款血泵的溶血风险研究,我们选择细胞破坏因子(BDI)作为溶血风险评估指标[17],该指标通过标量应力和暴露时间在流线上的积分评估血细胞被破坏的风险,其计算公式如下:

$$BDI = \sum_{inlet}^{outlet} 1.8 \times 10^{-6} \cdot \sigma^{1.991} \cdot \Delta T^{0.765} \qquad (5-3)$$

式中 ΔT——应力暴露时间;

    σ——标量应力,由 Bludszuweit 应力公式计算,表述如下:

$$\sigma = \left[\frac{1}{6} \sum (\sigma_{ii} - \sigma_{jj})^2 + \sum \sigma_{ij}^2 \right]^{\frac{1}{2}} \qquad (5-4)$$

根据前人研究[8, 18-19],本节中细胞破坏预警的阈值设定为:细胞破坏因子 BDI=2%,血液在模型内的滞留时间 PRT=0.6 s。

3) 血栓形成风险

血栓的形成也是血泵运转中不可避免的一个问题。前人的研究表明相对滞留时间(relative resident time, RRT)可以定量评估扰动流的状态,其值的大小与血管内皮细胞破坏和血栓形成的风险有关[20]。因此本研究使用相对滞留时间评估血栓形成风险。计算公式如下：

$$RRT = \frac{1}{(1 - 2 \times OSI) \times TAWSS} = \frac{1}{\frac{1}{T} \left| \int_0^T wss_i dt \right|} \tag{5-5}$$

$$TAWSS = \frac{1}{T} \int_0^T |wss_i| dt \tag{5-6}$$

$$OSI = \frac{1}{2} \left(1 - \frac{\left| \int_0^T wss_i dt \right|}{\int_0^T |wss_i| dt} \right) \tag{5-7}$$

式中　wss_i——血管壁上的瞬时切应力矢量；

　　　　T——计算时长。

时间平均壁面剪应力（TAWSS）和振荡剪切指数（OSI）分别用以表征计算周期内壁面剪切应力的平均幅值和变化程度。

5.3.5　结果分析和比较

下面对轴流血泵植入单、双侧上腔静脉 TCPC 结构后的水力学性能差异以及溶血风险和血栓形成风险进行定量分析和比较。

1）压力-流量输出特性分析

表 5-2 为血泵植入单侧上腔和双侧上腔静脉 TCPC 模型后在 3 000 r/min 和 5 000 r/min 两个转速下的压力-流量输出特性。在 3 000 r/min 的转速下，随着血泵入口流量（即 CO 的 60%）的增大，血泵在 Si-SVC 和 Bi-SVC 模型中压升的差距有所增加，但最大偏差未超过 0.5%；而在 5 000 r/min 的转速下，血泵在两种模型中压升的相对差距均为 0。因此，TCPC 上腔术式的改良对轴流血泵的升压能力未产生明显影响。

表 5-2　3 000 r/min 和 5 000 r/min 下轴流血泵在 Si-SVC 和 Bi-SVC 模型中的压升

CO/(L·min⁻¹)	压升/mmHg					
	3 000 r/min			5 000 r/min		
	Si-SVC	Bi-SVC	相对差距/%	Si-SVC	Bi-SVC	相对差距/%
2.0	8.29	8.29	0.00	24.52	24.52	0.00
2.5	8.08	8.08	0.09	24.04	24.04	0.00
3.0	7.58	7.60	0.19	23.61	23.61	0.00
3.5	6.93	6.96	0.41	23.30	23.30	0.00
4.0	6.06	6.09	0.43	23.11	23.11	0.00

　　基于上述结论,接下来选取 Bi-SVC 模型进行轴流血泵压力-流量输出特性的分析,所得结果如图 5-3 所示。由图可知,轴流血泵在 CO 为 2~4 L/min、转速为 2 000~6 000 r/min 时,可以提供 1~36 mmHg 的压升。图 5-3a 展示了轴流血泵的升压能力和转速之间的关系,随着转速的升高,其升压能力增大,符合轴流血泵设计预期。图 5-3b 展示了轴流血泵的升压能力和流量的关系,随着输入流量的增加,血泵的升压能力随之下降。可将轴流血泵比作电路中的电源,电源本身存在一定阻抗,因而随着电流的增大,在该阻抗上所消耗的电压逐渐升高,从而使得血泵所提供的压升略微减小。同时可以观察到,随着血泵转速的下降,随着流量升高,血泵压升的下降趋势更加明显,可估计血泵自身阻抗亦同转速相关,高转速下,阻抗减小,低转速下,阻抗增大。

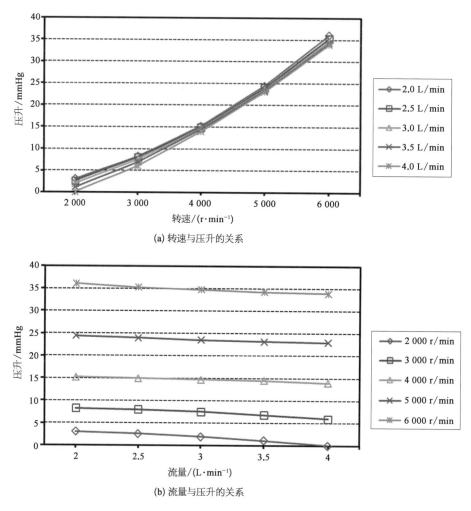

(a) 转速与压升的关系

(b) 流量与压升的关系

图 5-3　Bi-SVC 模型中轴流血泵压升、入口流量和转速三者之间的关系

2)能量增量指标分析

　　表 5-3 为血泵在 3 000 r/min 和 5 000 r/min 两个转速下工作时,血液流经 Si-SVC 和 Bi-SVC 两个模型后获得的能量增量。从表 5-3 中可得,当血泵在两个转速下工作时,

血液流经 Bi‐SVC 后获得的能量增量比血液流经 Si‐SVC 后获得的能量增量更大,并且相对差距随着血泵入口流量的增加而增加。当 CO 为 4.0 L/min、转速为 3 000 r/min 和 5 000 r/min 时,血液流经两个模型后的能量增量的相对差距分别是 5.25% 和 5.16%。由此可得,上腔分流与否对于全局能量增量的影响较为明显,且 Bi‐SVC 模型要全面优于 Si‐SVC 模型,并且在血泵转速较低时优势更为显著。

表 5‐3　3 000 r/min 和 5 000 r/min 下血液流经 Si‐SVC 和 Bi‐SVC 模型后的能量增量

CO/(L·min⁻¹)	能量增量/mW					
	3 000 r/min			5 000 r/min		
	Si‐SVC	Bi‐SVC	相对差距/%	Si‐SVC	Bi‐SVC	相对差距/%
2.0	19.14	19.34	1.06	58.68	58.88	0.33
2.5	22.75	23.13	1.68	71.46	71.80	0.48
3.0	24.78	25.34	2.28	83.52	84.07	0.66
3.5	25.10	25.98	3.48	94.87	95.71	0.88
4.0	23.19	24.40	5.25	106.30	107.53	1.16

依照此结论,选取 Bi‐SVC 模型讨论输入流量、血泵转速和能量增量之间的关系,所得结果如图 5‐4 所示。随着轴流血泵转速的增加,能量增量呈显著上升趋势。随着输入流量的增大,能量增量基本呈升高趋势,但在血泵 2 000 r/min 和 3 000 r/min 两个工况中有所出入。特别是血泵以 2 000 r/min 低转速运转时,随着输入流量的增大,能量指标呈明显下降趋势,并且在较大 CO 流量 4 L/min 时,出现能量增量为负的情况,即血泵无法弥补 TCPC 结构的能量损耗。

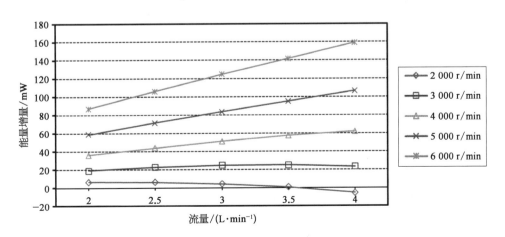

图 5‐4　Bi‐SVC 模型能量增量与转速和入口流量的关系

3）下腔静脉流量分配分析

临床上在 Fontan 或 Glenn 手术时采用上腔分流的术式,主要为达到左右肺流量合理分配的目的。此种合理分配可将下腔引入的肝因子等有利于肺发育的微粒合理地分配进入两侧肺中,从而促进左右肺的发育。在动力辅助的 Fontan 循环中,此种术式是否可得到相同结论,流量分配的效果具体如何有待验证。

由上述结果可知,轴流血泵在 CO 流量为 3 L/min、叶轮转速 4 000 r/min 的工况下压力-流量特性与能量指标均表现良好。因而根据此工况下的模拟结果绘制整个模型流场的流线图,并给出流量的分配情况,如图 5 - 5 所示。从 Si - SVC 和 Bi - SVC 模型流场及下腔流量分配可知,Si - SVC 模型中下腔静脉来流的 23%通过 TCPC 吻合口向右分配进入 RPA,77%的下腔静脉来流进入 LPA,存在 54%的分配差。同时流场分离位置靠近右侧上腔,很好地缓冲了该处因流场汇聚而带来的紊流,与前人研究结论一致[9]。而 Bi - SVC 模型中下腔静脉流量的分配更加合理,下腔静脉来流较为均衡地进入左右两侧肺动脉,42%分配至 RPA,58%流入 LPA,分配差值降低至 16%。同时下腔来流的分离点更靠近吻合口中心位置,来流冲击的效果能得到更为平衡的分配,此结果与现有 Fontan 上腔分流的临床与仿真模拟结果一致[21]。由此可得,从全局流场和下腔流量分配来看,Bi - SVC 要优于 Si - SVC。

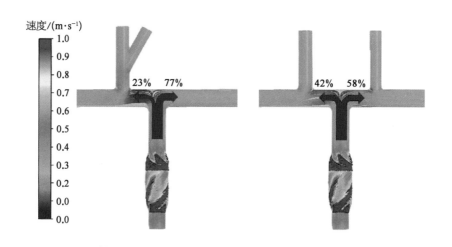

(a) Si-SVC模型流场以及流量分配情况   (b) Bi-SVC模型流场以及流量分配情况

图 5 - 5 Si - SVC 和 Bi - SVC 模型流场与下腔静脉流量分配特性

4）溶血风险分析

选取 CO 为 3 L/min 时,血泵三个工作转速(2 000 r/min、4 000 r/min、6 000 r/min)下的 Si - SVC 和 Bi - SVC 的稳态流场进行溶血风险分析。从血泵入口释放 300 个粒子,对这些粒子的标量应力和暴露时间在流线上进行积分,计算得到粒子 BDI 和 PRT。所得结果见表 5 - 4 所列。

表 5 - 4　不同转速下 Si - SVC 和 Bi - SVC 模型内的细胞破坏分析（CO=3 L/min）

转速/(r·min⁻¹)	平均 BDI/%		最大 BDI/%		平均 PRT/s		最大 PRT/s	
	Si - SVC	Bi - SVC	Si - SVC	Bi - SVC	Si - SVC	Bi - SVC	Si - SVC	Bi - SVC
2 000	0.07	0.07	0.23	0.21	0.25	0.25	0.49	0.51
4 000	0.22	0.22	1.23	1.43	0.16	0.17	0.56	0.43
6 000	0.41	0.40	1.94	1.68	0.13	0.13	0.66	0.48

表 5 - 4 显示各种情况下的 BDI 和 PRT 大部分低于细胞破坏阈值（BDI=2%，PRT=0.6 s）。唯一例外如下：在叶轮转速为 6 000 r/min 时，Si - SVC 模型最大 BDI 为 1.94%，低于阈值，而最大 PRT 为 0.66 s，超出阈值 10%。进一步分析可知，随着转速的增加，两个模型中的平均 BDI 和最大 BDI 会随之增大，而平均 PRT 和最大 PRT 会逐渐减小。但 Si - SVC 的最大 PRT 却呈现出截然相反的变化趋势，随着转速的增加，最大 PRT 反而增加。配合 Si - SVC 流线可以看到，在下腔来流分离区域，流场的左右分配不均，向右分离的小部分流场同上腔来流呈现明显竞争关系，导致了部分粒子通过此处时的运动速度减慢，从而增加了最大 PRT 这项指标。而 Bi - SVC 模型该区域的流速明显大于 Si - SVC 模型，使得粒子能以较快速度通过。对比 Si - SVC 和 Bi - SVC 模型的平均 BDI 和平均 PRT 可知，两个模型的溶血风险没有明显区别。

以下对 Bi - SVC 模型中粒子的 BDI 进行统计分析，结果如图 5 - 6 所示。在 2 000 r/min

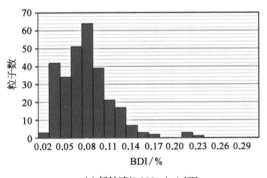

(a) 低转速(2 000 r/min)下

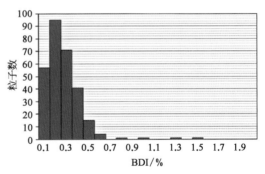

(b) 中等转速(4 000 r/min)下

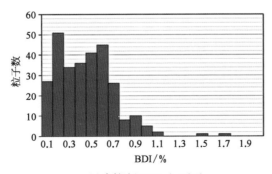

(c) 高转速(6 000 r/min)下

图 5 - 6　不同转速 Bi - SVC 模型细胞破坏因子（BDI）统计

的低转速下,有 283 个粒子(94.4%)的 BDI 取值低于 0.12%;在轴流血泵 4 000 r/min 的转速下,276 个粒子(92.0%)的 BDI 低于 0.4%;6 000 r/min 的高转速下,300 个粒子中有 280 个粒子(93.4%)的 BDI 低于 0.8%。粒子 BDI 的分布也展示出随着转速增高,溶血风险逐渐增高。

5) 血栓形成风险分析

选取 CO 为 3 L/min、血泵转速为 4 000 r/min 的瞬态模拟求解结果对血栓形成风险进行分析。两个模型 TCPC 部分的 RRT 分布云图如图 5-7 所示。高 RRT 区域主要出现在下腔来流向左右肺分流的区域,此外上腔静脉与肺动脉的吻合口也出现高 RRT,但区域较小。相比而言,Bi-SVC 模型的高 RRT 区域面积较 Si-SVC 模型要小得多,表明植入血泵的 Si-SVC 模型具有更低的血栓形成风险。结合图 5-5 分析,下腔静脉吻合口处的下腔血流分离以及上腔静脉吻合口处的上、下腔血流冲击均会导致血流流速降低。低流速区域易出现流体滞留的情况,因此导致对应壁面处 RRT 的升高。

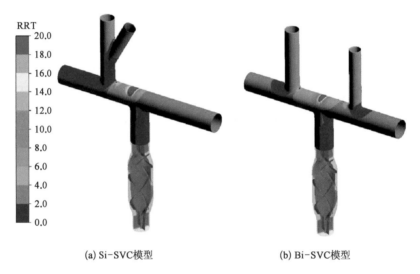

(a) Si-SVC模型   (b) Bi-SVC模型

图 5-7 Si-SVC 和 Bi-SVC 模型 TCPC 区域的血管壁面相对滞留时间(RRT)分布
(血泵转速 4 000 r/min,CO 为 3 L/min)

5.3.6 研究结论

本节从压力-流量特性、能量增量、流场特性与流量分配、溶血与血栓风险等方面对植入轴流血泵后的单、双侧上腔 TCPC 结构进行血液动力学分析,确定了 TCPC 上腔双侧双向分流术式作为 Fontan 动力循环辅助术式更有优势,为临床研究提供一定的参考和选择。研究主要获得以下结论:

(1) 当心输出量为 2~4 L/min,血泵转速为 2 000~5 000 r/min 时,血泵提供的压升为 1~24 mmHg,可以为患者提供有效的动力辅助。

（2）Bi-SVC 模型与 Si-SVC 模型仿真结果对比发现,血泵的压力-流量特性没有明显差别。但对于能量增量而言,Bi-SVC 模型更有优势。

（3）从流场和下腔血流分配分析可得,Bi-SVC 模型比 Si-SVC 模型有优势,Si-SVC 模型和 Bi-SVC 模型左右肺血流的流量分配差分别为 54% 和 16%。

（4）Bi-SVC 模型与 Si-SVC 模型在溶血风险上没有明显差别,但 Bi-SVC 模型的血栓形成风险显著降低。

5.4　轴流血泵植入患者特异性全腔静脉肺动脉连接模型的单相流仿真研究

上节研究了理想 TCPC 模型植入轴流血泵后的血液动力学参数的变化,数值仿真采用了定常边界条件。真实 TCPC 几何结构与理想 TCPC 还是有较大差异,而且虽然 Fontan 患者上、下腔静脉处压力和流量的脉动性较正常人大幅度下降,但真实的压力和流量依然有一定的波动特征。本节选取两个真实 Fontan 病例的患者特异性 TCPC 几何模型,并采用实测的压力和流量波形作为边界条件进行仿真分析。

本节选取的两个真实 TCPC 几何模型代表两种典型的下腔静脉连接方式——心内直管术式（Fontan-straight）和心外弯管术式（Fontan-curved）。心内直管术式将人工血管穿过右心,直接连接下腔静脉和肺动脉;心外弯管术式则绕过右心,使用弯曲的人工血管连接下腔静脉与肺动脉。心内直管术式操作较为复杂,但血液流经直管的能量损失小。心外弯管术式操作相对简单,但血流的能量损失较大。本节探讨轴流血泵与两种术式搭配的差异,为动力 Fontan 中下腔静脉连接方式的选择提供指导意见。此外,为了模拟真实的右心输出,本节还对可变转速血泵进行了研究,以不同的转速来模拟右心室的各个时期,对比分析恒定转速泵和可变转速泵辅助 Fontan 循环的差异,探讨可变转速设计的可行性。

5.4.1　模型建立

本节的轴流血泵模型沿用上节,所用到的 TCPC 模型则来源于真实 Fontan 病例。直管道 TCPC 模型来源于接受双侧上腔静脉-肺动脉连接 Fontan 手术的 13 岁女性患者,弯管道 TCPC 模型来源于接受下腔外管道 Fontan 手术的 14 岁男性患者。植入轴流血泵的 TCPC 模型建立流程如下:首先使用西门子 DSCT 采集两名患者的原始 DICOM 数据。而后,将所得 DICOM 数据在 MIMICS 17.0 软件中进行三维重建,获得初步的 TCPC 几何模型。下一步在 Geomagic 13.0 中根据轴流血泵的植入位置将 TCPC 几何模型分为上腔静脉-肺动脉模型和下腔静脉-肝静脉模型。最后在 Solidworks 2015 中完成轴流血泵和两部分血管模型的装配,形成直、弯管 Pump-TCPC 模型,血泵的植入效果如图 5-8 所示。

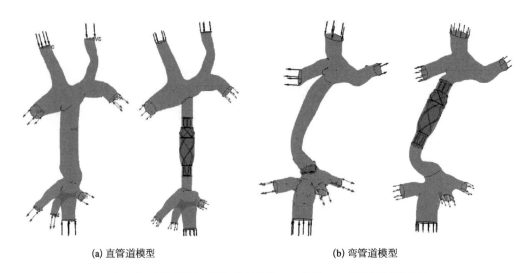

(a) 直管道模型   (b) 弯管道模型

图 5 - 8   真实病例直、弯管解剖结构及直、弯管 Pump - TCPC 模型效果图

5.4.2   网格划分

本节中的流域网格同样通过 Ansys ICEM 生成,网格划分方法与上节相同。最终采用的网格数量见表 5 - 5。

表 5 - 5   植入轴流血泵的直、弯管道 TCPC 模型网格数量

模 型	网格数量
轴流血泵	1 383 585
植入轴流血泵的直管道 TCPC 模型	2 793 757
植入轴流血泵的弯管道 TCPC 模型	2 948 813

5.4.3   边界条件、材料属性和求解设置

本节采用从 14 岁男性患者 Fontan 术后实测的流量和压力波形作为直、弯管 Pump - TCPC 中各个出入口的边界条件。SVC 和 IVC 设置为流量入口,波形如图 5 - 9a 所示,并且直管 Pump - TCPC 模型中 LSVC 和 RSVC 的流量比为 4∶6。为了捕捉反流情况,三根肝静脉和左、右肺动脉设置为开放边界条件,压力波形如图 5 - 9b 所示。其余边界条件以及材料属性均与上节保持一致。

本节采用瞬态模拟,病例的脉搏为 75 次/min,所以将心动周期定为 0.8 s。经检验,初始化仅影响第一个心动周期前 20% 的结果,第二个心动周期的结果足够准确,因此设定总

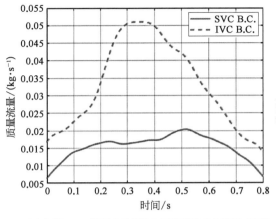 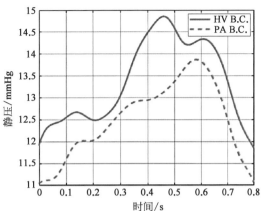

(a) 实测Fontan循环上腔静脉与下腔静脉处的流量–时间曲线（蓝色实线为上腔静脉流量波形，红色虚线为下腔静脉流量波形）

(a) 实测Fontan循环肺动脉与肝静脉处的压力–时间曲线（蓝色实线为肝静脉压力波形，红色虚线为肺动脉压力波形）

图 5-9　实测 Fontan 循环的流量–时间曲线与压力–时间曲线

计算时长为 1.6 s。时间步长为 0.000 5 s，每 10 步保存一次，共 320 个保存步，选取第二个心动周期的模拟结果进行分析讨论。选用 Ansys CFX 中的 RANS 求解器和标准 k-ϵ 湍流模型进行求解，收敛判据设定为 RMS<1×10^{-4}。

5.4.4　可变转速曲线设定及其生理意义

一个心动周期内，轴流血泵的恒定转速和可变转速输出曲线的设定由图 5-10 给出。根据上节的研究可得，轴流血泵在 4 000 r/min 转速运转下的压力–流量输出特性、能量增量指标均能符合 Fontan 循环的输出需求，因此将恒定转速泵的转速设为 4 000 r/min。可

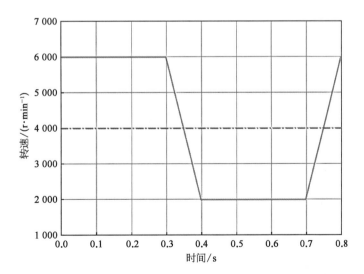

图 5-10　一个心动周期内可变转速泵转速–时间曲线（红线为可变转速泵转速波形，蓝线为恒定转速泵转速基准线）

变转速泵的转速则设置为一段梯形波,转速范围为 2 000~6 000 r/min。0~0.3 s 为高速旋转段,转速为 6 000 r/min,模拟右心等压收缩射血;0.3~0.4 s 为快速减速段,从高转速向低转速转变,模拟右心的等容舒张;0.4~0.7 s 为低速旋转段,转速为 2 000 r/min,模拟右心的等压舒张;0.7~0.8 s 为快速加速段,从低转速向高转速转变,模拟右心的等容收缩,为下个心动周期的泵血做准备。此波形设置为 Fontan 循环提供较为接近生理情况的搏动性血流,并且保证了一个心动周期内恒定转速泵与可变转速泵具有相同的平均转速,使二者为 Fontan 循环提供的机械动力一致。

5.4.5　结果分析和比较

下面对轴流血泵植入患者特异性 TCPC 结构后的水力学性能差异以及溶血风险和血栓形成风险进行定量分析和比较。

1）血泵压升和整体能量增量分析

取血泵在恒定转速下工作时,直、弯管 Pump-TCPC 模型的模拟结果分析,得到两个模型中的血泵压升曲线和血液流经两个模型后的能量增量曲线,如图 5-11 所示。恒定转速泵在直管道 TCPC 结构中的压力输出如图 5-11a 蓝色虚线所示。在一个心动周期内,轴流血泵所提供的压升在 4~6 mmHg。在 0.3 s 和 0.55 s 附近取得两个极大值,在 0.05 s 和 0.45 s 附近取得两个极小值。血液流经直管 Pump-TCPC 后的能量增量如图 5-11a 红色实线所示。在一个心动周期内,血液所获得的能量在 20~40 mW。同时,能量增量指标取到极值的时刻与血泵压升极值的时刻保持一致:两个极大值出现在 0.3 s 和 0.55 s 附近,极小值出现在 0.05 s 和 0.45 s 附近。

恒定转速泵在弯管道 TCPC 模型中提供的压升也在 4~6 mmHg,如图 5-11b 蓝色虚

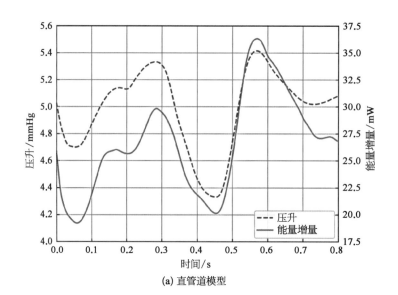

(a) 直管道模型

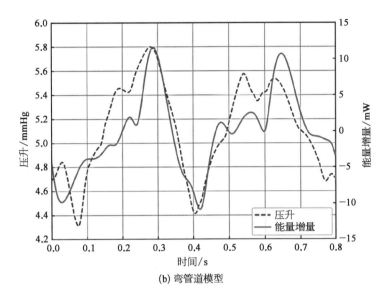

图 5 - 11　轴流血泵植入真实 Fontan 循环后压力-时间和能量-时间输出特性曲线
(蓝色虚线为压力波形,红色实线为能量波形)

线所示。极大值出现在 0.3 s、0.55 s 和 0.65 s 时刻,极小值出现在 0.05 s 和 0.4 s 附近。弯管 Pump - TCPC 模型内,能量增量随时间的变化规律如图 5 - 11b 红色实线所示。整个心动周期内,能量增量在 ±10 mW 浮动,时均值为 0.5 mW,极大值出现在 0.3 s 和 0.65 s 附近,极小值出现在 0.05 s 和 0.4 s 附近。

　　对比直、弯管 Pump - TCPC 模型的压升曲线和能量增量曲线可知,弯管道模型比直管道模型的能量损耗多 30 mW 左右。但因为本节中直、弯管道 TCPC 结构的上腔静脉连接方式也有所差别,因此有必要分析上腔分流与否和上、下腔吻合口处是否存在对冲,对能耗产生的影响。根据上节结果可判断上腔分流与否对能量增量造成的影响较小,约为 2%;有关 Fontan 术式中上、下腔对接偏移量的研究表明,上、下腔直接对接造成的能量损耗会明显高于上、下腔来流存在偏移时的能量损耗,但这种差异约为 3 mW[22]。因此,上腔分流与否和上、下腔吻合口是否存在对冲都不是造成直、弯管 Pump - TCPC 能量增量差异的主要原因。弯曲的人造血管部分能耗太大才是造成弯管 Pump - TCPC 模型能量增量远小于直管 Pump - TCPC 模型的主要原因。

　　2) 溶血风险分析

　　对比血泵分别在恒定转速和可变转速下工作时,直、弯管 Pump - TCPC 模型内的溶血风险。选取 0.2 s、0.35 s、0.6 s 和 0.75 s 四个时间点(分别代表可变转速泵转速的四个阶段)进行分析。从每个模型的 IVC 入口处释放 300 个粒子,统计每个粒子从进入 Pump - TCPC 到流出所经过的时间以及在此时间内标量应力的积分,计算 PRT 和 BDI。

　　直管道 TCPC 分别植入恒定转速和可变转速泵后不同时刻的 BDI 统计分布如图 5 - 12 和图 5 - 13 所示,表 5 - 6 展示了两种情况的对比。

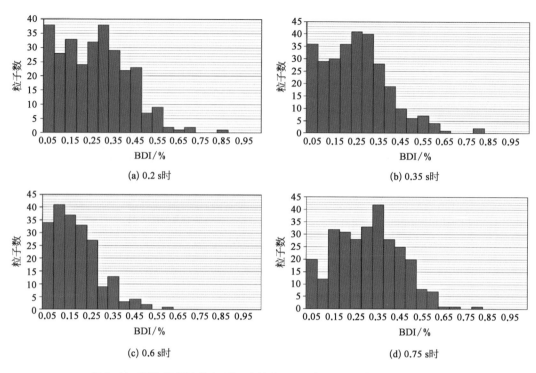

图 5-12　不同时刻恒定转速泵植入直管道 TCPC 结构的细胞破坏因子(BDI)统计

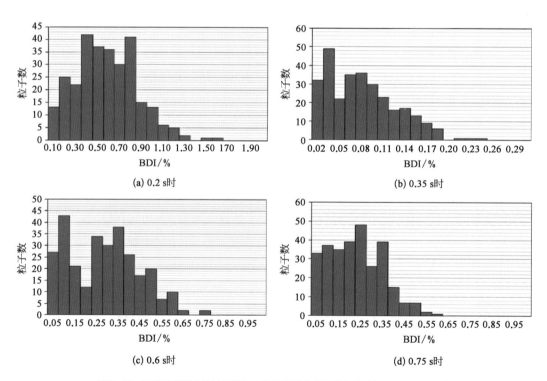

图 5-13　不同时刻可变转速泵植入直管道 TCPC 结构的细胞破坏因子(BDI)统计

表 5 - 6　不同时刻直管道模型植入恒定转速泵和可变转速泵的细胞破坏分析

时刻/s	转速/(r·min⁻¹)		平均 PRT/s		最大 PRT/s		平均 BDI/%		最大 BDI/%	
	恒定	可变	恒定	可变	恒定	可变	恒定	可变	恒定	可变
0.2	4 000	6 000	0.41	0.33	1.64	1.63	0.24	0.53	0.82	1.57
0.35	4 000	4 000	0.34	0.30	2.20	1.29	0.22	0.26	0.77	0.73
0.6	4 000	2 000	0.38	0.59	1.07	1.93	0.24	0.07	0.71	0.23
0.75	4 000	4 000	0.52	0.56	1.24	1.43	0.28	0.20	0.76	0.58

分析表 5 - 6 可知,0.2 s 时可变转速泵处于 6 000 r/min 的高转速运转状态,此时植入可变转速泵模型内血液流速快,粒子滞留时间短,因此平均 PRT 和最大 PRT 比恒定转速泵模型更小。但高转速也带来了高切变率和高应力环境,血细胞受剪切冲击增大,因而平均 BDI 和最大 BDI 较大。0.6 s 时可变转速泵处于 2 000 r/min 的低转速运转状态,此时可变转速泵模型对应的平均 PRT 和最大 PRT 比恒定转速泵模型更大,但是平均 BDI 和最大 BDI 更小。0.35 s 和 0.75 s 可变转速泵和恒定转速泵的转速均为 4 000 r/min。0.35 s 时刻可变转速泵正由高转速向低转速快速转变,可变转速泵模型内血液流速依旧较高,血细胞滞留时间短,可变转速泵模型的平均 PRT 和最大 PRT 均小于恒定转速泵模型。此外,该时刻可变转速泵模型平均 BDI 比恒定转速泵模型高,这也说明了此时流场正由高应力状态向低应力状态过渡。但最大 BDI 出现了恒定转速泵模型(0.77%)高于可变转速泵模型(0.73%)的情况。对比图 5 - 12a 和图 5 - 13a 可知,虽然恒定转速泵模型内大部分粒子处于低 BDI 水平,但有少量的粒子(1%)游离于较低风险区域之外,从而出现了这一反常的现象。同样对 0.75 s 时刻进行分析不难得到,此时可变转速泵模型内的血液正由低流速向高流速过渡,血细胞运动速度较缓,滞留时间长,因此平均 PRT 和最大 PRT 较大而平均 BDI 和最大 BDI 较小。

进一步分析表 5 - 6 可知,四个时刻恒定转速泵模型和可变转速泵模型内的平均 BDI 和平均 PRT 均小于风险阈值(2% 和 0.6 s),从总体上看,直管道可变转速泵模型和直管道恒定转速泵模型的溶血风险均较低。

不同时刻弯管道恒定转速泵和可变转速泵模型对应的 BDI 统计分布如图 5 - 14、图 5 - 15 所示,对比表格见表 5 - 7。同样可以发现在 0.2 s 和 0.35 s,恒定转速泵模型的 PRT 指标较小而 BDI 指标较大。在 0.6 s 和 0.75 s,恒定转速泵模型的 PRT 指标较大而 BDI 指标较小。仅在 0.35 s 的最大 BDI 指标和 0.6 s 的最大 PRT 指标呈现相反趋势,考虑为依然是极少数粒子导致最大指标的异常。此外,四个时刻恒定转速泵模型和可变转速泵模型内的平均 BDI 均小于风险阈值(2%),平均 PRT 大部分小于风险阈值(0.6 s)。可变转速泵模型在 0.6 s 和 0.75 s 以及恒定转速泵模型在 0.75 s 时对应的平均 PRT 大于风险阈值。从总体上看,弯管道恒定转速泵模型和弯管道可变转速泵模型的溶血风险依然较低。

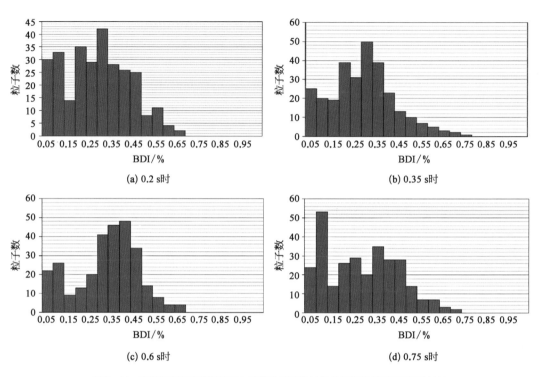

图 5-14　不同时刻恒定转速泵植入弯管道 TCPC 结构的细胞破坏因子（BDI）统计

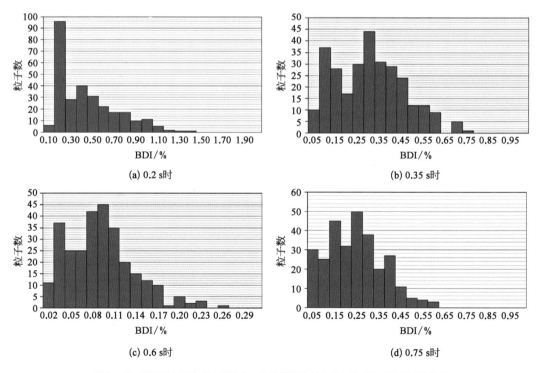

图 5-15　不同时刻可变转速泵植入弯管道 TCPC 结构的细胞破坏因子（BDI）统计

表 5 - 7　不同时刻弯管道模型植入恒定转速泵和可变转速泵的细胞破坏分析

时刻/s	转速/(r·min⁻¹)		平均 PRT/s		最大 PRT/s		平均 BDI/%		最大 BDI/%	
	恒定	可变	恒定	可变	恒定	可变	恒定	可变	恒定	可变
0.2	4 000	6 000	0.53	0.43	1.07	0.73	0.25	0.40	0.64	1.35
0.35	4 000	4 000	0.42	0.39	1.25	1.13	0.26	0.28	0.71	0.70
0.6	4 000	2 000	0.58	0.72	1.61	1.53	0.29	0.08	0.65	0.25
0.75	4 000	4 000	0.77	0.79	1.45	1.90	0.25	0.22	0.67	0.58

3）血管损伤和血栓形成风险分析

选取 TAWSS、OSI 和 RRT 评价直、弯管道恒定转速泵和可变转速泵四个模型的血管损伤与血栓形成风险。TAWSS 和 OSI 过大表征较高的血管损伤风险，而 RRT 过大则表征此处的血液滞留情况更严重，意味着更高的血栓形成风险。

直管道恒定转速泵和可变转速泵模型的 TAWSS、OSI 和 RRT 云图如图 5 - 16～图 5 - 18 所示。TAWSS 异常的区域主要分布在血管与血泵的接口处以及上腔静脉与肺动脉的吻合口区域，其中可变转速泵模型异常 TAWSS 区域明显更大。OSI 异常的区域主要分布在人工血管与肺动脉的吻合口处、上腔静脉处以及 LHV 和 RHV 处，同样可变转速泵模型的异常区域更大。RRT 分布图所显示的低流速阻滞区域主要分布于 LHV 和 MHV 分岔口处，并且恒定转速泵模型的低流速阻滞区域更大。

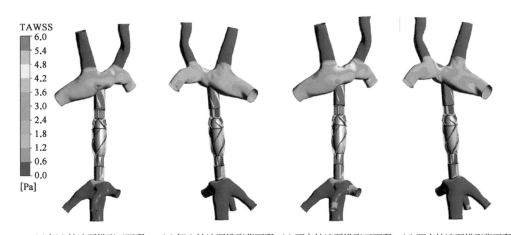

(a) 恒定转速泵模型正面观　　(b) 恒定转速泵模型背面观　(c) 可变转速泵模型正面观　(d) 可变转速泵模型背面观

图 5 - 16　血泵植入后恒定转速泵和可变转速泵两种工况下直管道血管壁上 TAWSS 的分布

弯管道恒定转速泵和可变转速泵模型的 TAWSS、OSI 和 RRT 云图如图 5 - 19～图 5 - 21 所示。弯管道模型中三个指标的异常分布情况与直管道模型相似。并且相比直管道模型而言，弯管道模型中 TAWSS、OSI 异常的区域更大，表明弯管道模型血管壁损伤风险更高。其中直、弯管道模型上腔区域 TAWSS 和 OSI 的差别考虑也与上腔术式有关，弯管道模型采用单侧上腔，而直管道模型采用双侧上腔。结果表明双侧上腔术式很好地

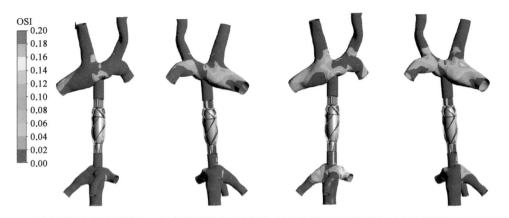

(a) 恒定转速泵模型正面观　　(b) 恒定转速泵模型背面观　(c) 可变转速泵模型正面观　(d) 可变转速泵模型背面观

图 5 - 17　血泵植入后恒定转速泵和可变转速泵两种工况下直管道血管壁上 OSI 的分布

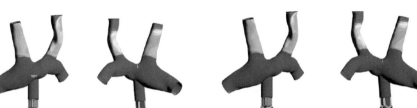

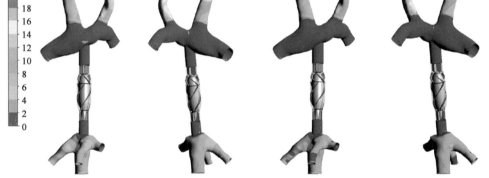

(a) 恒定转速泵模型正面观　　(b) 恒定转速泵模型背面观　(c) 可变转速泵模型正面观　(d) 可变转速泵模型背面观

图 5 - 18　血泵植入后恒定转速泵和可变转速泵两种工况下直管道血管壁上 RRT 的分布

降低了上腔畸高的 TAWSS,并且使得上腔的流动振荡性减弱。此结论再次证明了双侧上腔术式的优越性。直、弯管道模型整体 RRT 指标差异并不明显,表明直、弯管道模型的血栓形成风险差异不大。

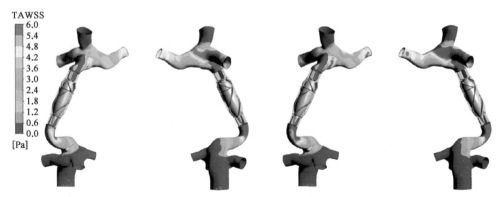

(a) 恒定转速泵模型正面观　　(b) 恒定转速泵模型背面观　(c) 可变转速泵模型正面观　(d) 可变转速泵模型背面观

图 5 - 19　血泵植入后恒定转速泵和可变转速泵两种工况下弯管道血管壁上 TAWSS 的分布

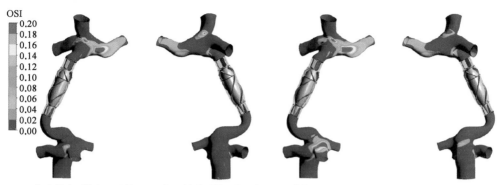

(a) 恒定转速泵模型正面观　　**(b) 恒定转速泵模型背面观**　　**(c) 可变转速泵模型正面观**　　**(d) 可变转速泵模型背面观**

图 5-20　血泵植入后恒定转速泵和可变转速泵两种工况下弯管道血管壁上 OSI 的分布

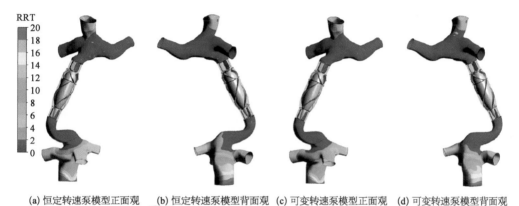

(a) 恒定转速泵模型正面观　　**(b) 恒定转速泵模型背面观**　　**(c) 可变转速泵模型正面观**　　**(d) 可变转速泵模型背面观**

图 5-21　血泵植入后恒定转速泵和可变转速泵两种工况下弯管道血管壁上 RRT 的分布

　　此外,在同一 TCPC 结构中,与恒定转速泵模型相比,可变转速泵模型的 TAWSS 更大,OSI 更大,流场呈现更高的振荡性,血管壁损伤风险更大。结合图 5-22 分析可知,在低转速时段,可变转速泵模型的肝静脉会出现明显反流,造成整个心动周期内下腔流场振

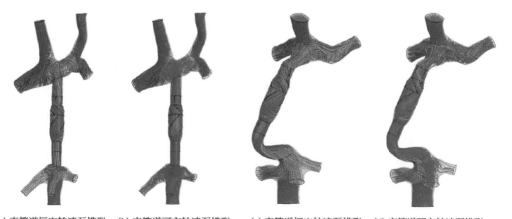

(a) 直管道恒定转速泵模型　　**(b) 直管道可变转速泵模型**　　**(c) 弯管道恒定转速泵模型**　　**(d) 弯管道可变转速泵模型**

图 5-22　0.65 s 时刻直管道和弯管道模型中的流场(0.65 s 对应可变转速泵的低转速时刻,
红色流线表示上腔静脉来流,蓝色流线表示下腔静脉来流,灰色流线表示肝静脉来流)

荡加剧,产生流体迟滞的同时增加了下腔肝静脉处内皮细胞的破坏风险,因此需对可变转速泵的输出特性进行一定的调整与优化。

5.4.6　研究结论

本节从血泵的压升特性、血液的能量增量、溶血风险、血管壁面损伤风险以及血栓形成风险等方面对植入恒定转速泵和可变转速泵后的直、弯管道 TCPC 模型进行分析,得到以下结论:

(1)轴流血泵在 4 000 r/min 的恒定转速下工作时,在直、弯管 Pump‑TCPC 模型内均能为血液提供 4~6 mmHg 的压升。但血液流经直管道恒定转速泵模型所获得的能量比流经弯管道恒定转速泵模型所获得的能量多 30 mW 左右。分析表明弯曲的人工血管是造成能量消耗较大的主要原因。

(2)恒定转速泵和可变转速泵分别植入直、弯管道 TCPC 结构后,直管道恒定转速泵模型和可变转速泵模型内平均 BDI 和平均 PRT 均小于风险阈值(2% 和 0.6 s),弯管道恒定转速泵模型和可变转速泵模型内的平均 BDI 均小于风险阈值(2%),平均 PRT 大部分小于风险阈值(0.6 s)。从总体上看,恒定转速泵和可变转速泵植入直、弯管道 TCPC 结构后的溶血风险均较低。

(3)无论血泵处于恒定转速还是可变转速下工作,与直管道模型相比,弯管道模型的 TAWSS 和 OSI 异常区域更大,表明血管损伤风险较高,但 RRT 整体分布差异不明显,因此血栓形成风险差异不大。

(4)可变转速泵虽然可以模拟真实右心活动,但现有的转速调节方式有所不足。可变转速泵在低转速下工作时会导致肝静脉处出现反流,进而导致一个心动周期内的此处的流场振荡更加剧烈,血管壁损伤风险更大。可在转速的改变幅度、平缓转速变化以及匹配转速与边界条件这三个方面,进一步调整设计和优化。

5.5　轴流血泵植入患者特异性全腔静脉肺动脉连接模型的多相流仿真研究

血泵通过叶轮旋转做功,将机械能转化为动能。但叶轮的高速旋转会产生高剪切流场,进而导致红细胞聚集,表观黏度发生改变[23]。大量针对血泵的研究忽略这一现象,造成评价溶血风险时产生误差[24-26]。也有少量研究关注这一现象,Bhavsar[27]等在对血泵的研究中采用不同的全血黏度进行模拟,发现高黏血流确实会对血泵的压升特性和溶血风险产生一定的影响。

然而传统的单相流仿真无法模拟红细胞的黏度改变,多相流仿真则为解决此问题提供了一个可行的思路。Jung 等[23]在 3D 虚拟血管通路中采用多相流 Euler-Euler 方法,对血管中的血细胞(红细胞、白细胞和血小板)与血浆进行多相流模拟,分析血细胞的力学行为。

本节通过 Euler-Euler 方法进行多相流仿真,引入红细胞,模拟其在血泵内的切变率和随之改变的黏度。并且通过红细胞所受剪切效应的积累,直接分析溶血风险,对现有的未单独考虑红细胞受力情况的细胞破坏模型进行更新,提出新的溶血风险评价指标:多相流细胞破坏因子(mBDI)和多相流粒子滞留时间(mPRT)。为了证实多相流方法的可行性和优越性,本节针对 5.4 节所建立的 Pump-TCPC 模型进行多相流仿真,使用多相流细胞破坏模型评估溶血风险,将评价结果与 5.4 节使用单相流仿真和单相流细胞破坏模型得到的评价结果进行对比。

5.5.1　模型建立、网格划分、边界条件和求解设置

本节中的算例包括稳态模拟和瞬态模拟,所采用的几何模型及网格均沿用 5.4 节的设置。在进行多相流方法验证时以单独的轴流血泵为研究对象,采用稳态模拟,血泵入口设置为 1.8 L/min 的流量边界条件,出口设置为 40 mmHg 的压力边界条件,血泵转速设置为 4 000 r/min。在应用多相流细胞破坏模型评估溶血风险时以直、弯管 Pump-TCPC 模型为研究对象,采用瞬态模拟,血泵转速同样设置为 4 000 r/min,其余边界条件与 5.4 节保持一致。瞬态模拟时总计算时长为 1.6 s,时间步长为 0.000 5 s,每 10 步保存一次,共 320 个保存步,选取 0.8~1.6 s(对应第二个心动周期)的模拟结果进行分析。两种算例均使用 Ansys CFX 中的 RANS 求解器,调用标准 k-ϵ 模型与多相流体积分数求解模块进行耦合求解,收敛判据设定为 RMS<1×10^{-4}。

5.5.2　材料属性

在多相流模拟中,血液被模拟为由血浆、白细胞和红细胞组成的多相混合物。血浆为流体,白细胞和红细胞分别用直径 11 μm 和 7.2 μm 的固体球形颗粒表征。三种组分的密度、黏度、比热容以及初始体积分数见表 5-8,其中红细胞黏度随切变率变化的关系使用 Quemadacite[28]模型表示,计算公式如下所示:

$$\mu_{\text{rbc}} = \frac{\mu_{\text{p}}\left\{1 - 0.5r_{\text{rbc}}\left[k_{\infty} + \dfrac{k_0 - k_{\infty}}{1 + (\dot{\gamma}/\dot{\gamma}_{\text{c}})^q}\right]\right\}^{-2} - \mu_{\text{p}}r_{\text{p}}}{r_{\text{rbc}}} \tag{5-8}$$

式中　r_{p}, r_{rbc}——血浆和红细胞的体积分数;

　　　$\dot{\gamma}$——红细胞的切变率;

k_0，k_∞——$\dot{\gamma} \to 0$ 和 $\dot{\gamma} \to \infty$ 时的固有黏度；

$\dot{\gamma}_c$——标准切变率；

μ_p——血浆的黏度。

这些参数均由试验测量得到[29]，见表 5 - 9。

表 5 - 8 单相流与多相流血液的成分对比

参　　数	单相流模拟	多相流模拟		
	全　血	红细胞	白细胞	血　浆
密度/(kg·m⁻³)	1 060	1 090	1 040	1 030
动力学黏度系数/(Pa·s)	0.003 5	μ_{rbc}	0.003 85	0.001 1
比热容/[kJ·(kg·K)⁻¹]	3.594	3.22	3.22	3.93
体积分数/%	100	45	0.5	54.5

表 5 - 9 Quemadacite 黏度模型的参数

参　　数	数　　值
k_∞	1
k_0	$55r_{rbc}^{0.7}\mathrm{e}^{-6r_{rbc}}+1.9$
$\dot{\gamma}_c$	$1.65(r_{rbc}+0.05)^{-0.3}$
q	0.5

5.5.3 多相流细胞破坏模型

单相流细胞破坏模型根据标量应力和应力暴露时间在流线上的积分得到细胞破坏因子。多相流细胞破坏模型借鉴相同的积分形式，但直接根据红细胞所受剪切效应的积累评估溶血风险。

Blackshear[30] 等通过溶血测试，提出了红细胞所受切应力、切应力暴露时间和溶血风险的关系：

$$(\tau_{rbc}^2)(t) = C_1 \tag{5-9}$$

式中　τ_{rbc}——切应力；

t——暴露时间；

C_1——比例常数。

参考式(5-3)，将多相流细胞破坏因子表达为

$$D_m = \int_{inlet}^{outlet} C \cdot \tau_{rbc}^{2\alpha} dt^{\alpha} \tag{5-10}$$

其中,指数因子 α 的值与单相流细胞破坏模型保持一致,取为 0.765。根据模型的试算,取放大因子 $C = 1 \times 10^{-6}$,使得由式(5-10)计算所得的细胞破坏因子与使用单相流细胞破坏模型所求得的细胞破坏因子一致,因此 D_m 的风险阈值与单相流细胞破坏因子 D 的风险阈值一致,仍取为 2%。多相流细胞破坏因子 D_m(mBDI)最终表达为

$$\begin{aligned} D_m &= \int_{inlet}^{olutlet} 1 \times 10^{-6} \cdot \tau_{rbc}^{1.53} \cdot dt^{0.765} \\ &= \sum_{inlet}^{outlet} 1 \times 10^{-6} \cdot \mu_{rbc}^{1.63} \cdot \dot{\gamma}_{rbc}^{1.53} \cdot \Delta t^{0.765} \end{aligned} \tag{5-11}$$

式中　μ_{rbc}——用 Quemadacite 模型计算的红细胞黏度;

　　　t——曝光时间;

　　　$\dot{\gamma}_{rbc}$——红细胞的标量切变率,表达式为

$$\begin{aligned} \dot{\gamma}_{rbc} = \Big\{ &2\Big[\Big(\frac{\partial U_x}{\partial x}\Big)^2 + \Big(\frac{\partial U_y}{\partial y}\Big)^2 + \Big(\frac{\partial U_z}{\partial z}\Big)^2 \Big] + \Big(\frac{\partial U_x}{\partial y} + \frac{\partial U_y}{\partial x}\Big)^2 \\ &+ \Big(\frac{\partial U_x}{\partial z} + \frac{\partial U_z}{\partial x}\Big)^2 + \Big(\frac{\partial U_y}{\partial z} + \frac{\partial U_z}{\partial y}\Big)^2 \Big\}^{\frac{1}{2}} \end{aligned} \tag{5-12}$$

此外,对应于单相流细胞破坏模型中的 PRT,在多相流细胞破坏模型中提出多相流粒子滞留时间(mPRT)代表粒子从入口到出口所经历的时间。由于 mPRT 和 PRT 的物理含义相同,所以 mPRT 的阈值也取为 0.6 s,与 PRT 的阈值保持一致。

5.5.4　结果分析和比较

取轴流血泵在 4 000 r/min 转速下工作时,单相流与多相流模拟得到的流场进行对比。多相流模拟用体积分数来代表多相流组分,各组分的速度完全一致,在此选择红细胞速度指标绘制多相流模型流场,并与单相流结果对比,如图 5-23 所示。图 5-23a 为以红细胞速度为标识的多相流流场,图 5-23b 为单相流流场,二者几乎相同,佐证了轴流血泵多相流模拟的可行性。

接下来以轴流血泵内血细胞浓度的分析验证多相流模拟的可行性。血细胞的标准浓度由该组分在血泵各处的体积分数除以该组分在血泵入口处的体积分数得到(红细胞和白细胞在血泵入口的体积分数分别是 45% 和 0.5%),计算公式如下:

$$C_{rbc} = \frac{r_{rbc}}{0.45} \times 100\%, \quad C_{wbc} = \frac{r_{wbc}}{0.005} \times 100\% \tag{5-13}$$

式中　r_{rbc}, r_{wbc}——红细胞和白细胞在各处的体积分数;

　　　C_{rbc}, C_{wbc}——红细胞和白细胞的标准浓度。

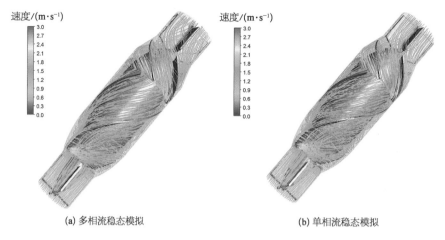

(a) 多相流稳态模拟   (b) 单相流稳态模拟

图 5 - 23 4 000 r/min 转速下多相流模型与单相流模型流场对比

红细胞与白细胞的标准浓度如图 5 - 24 所示。通过对比可知,白细胞有更高的聚集程度。红细胞在叶片表面和外壳内表面上的标准浓度范围分别是 99.46% ~ 100.3% 和

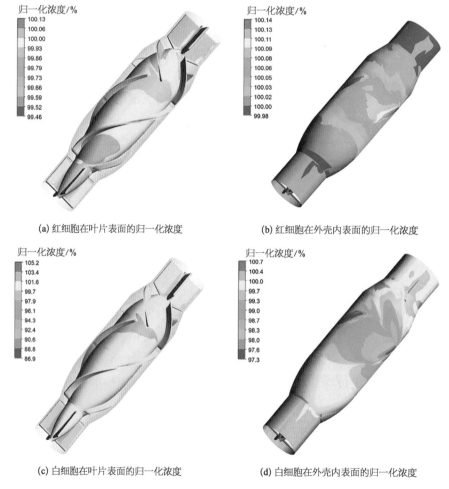

(a) 红细胞在叶片表面的归一化浓度   (b) 红细胞在外壳内表面的归一化浓度

(c) 白细胞在叶片表面的归一化浓度   (d) 白细胞在外壳内表面的归一化浓度

图 5 - 24 血细胞在流场壁面分布云图

99.98%~100.14%,白细胞的标准浓度范围分别是86.9%~105.2%和97.3%~100.7%。由图5-24a和图5-24c可知,血细胞聚集度较高的位置出现在引流叶片前缘、扩散段和整流区域,而聚集度较低的位置主要分布在引流叶片表面及后缘,此低聚集度现象与叶片后缘的流动分离相关。同时,相比于红细胞而言,白细胞低聚集度的区域更大。红细胞与白细胞聚集程度的差异与Melka[31]等的多相流模拟结果相似。

由图5-24b和图5-24d可知,红细胞在外壳内表面上与叶片相对应的位置标准浓度较高,但白细胞在此处标准浓度较低。造成这一差异的主要原因是叶轮旋转时产生的离心力,红细胞由于密度较大,在离心力的作用下被甩到外壳上,而密度相对较小的白细胞则停留在叶轮表面附近。上述结果再次证明了多相流模拟的可行性。

继血细胞在流场内聚集程度分析之后,对关注的红细胞的切变率和黏度进行分析,图5-25展示血泵内表面上红细胞切变率和动力学黏度。由图5-25a可知,轴流血泵内的红细胞整体处于高切变率的应力状态,处于200~300 s⁻¹的切变率(正常血管内红细胞所受的切变率)的红细胞占比较小。低切变率区域主要集中存在于引流叶片上缘、叶轮叶栅的间隔处以及整流叶片的进出口处。极高切变率区域主要分布于几何尖锐处,如引流叶片、叶轮叶片和扩散段叶片的前缘附近。图5-25b显示了血泵内表面的红细胞动力学黏度,大部分红细胞的动力学黏度在0.003 Pa·s附近,畸高的黏度主要出现在引流叶片上缘。同时对照图5-25a可知,低切变率区域处对应的红细胞黏度为0.003 5 Pa·s,与正常血管内200~300 s⁻¹的切变率对应的红细胞黏度值一致[32]。上述结果证明多相流方法确实可以模拟出红细胞在轴流血泵各处的切变率改变以及相应的黏度改变。

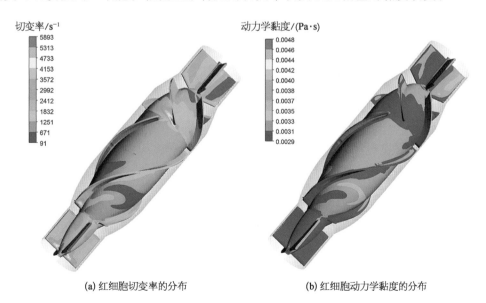

(a) 红细胞切变率的分布　　　　　　(b) 红细胞动力学黏度的分布

图5-25　叶片表面红细胞切变率与动力学黏度分布云图

使用多相流细胞破坏模型分析恒定转速下直、弯管Pump-TCPC模型的溶血风险,并将评价结果与5.2节展示的单相流细胞破坏模型的评价结果进行对比。同样选取0.2 s、

0.35 s、0.6 s 和 0.75 s 四个时刻,在直、弯管 Pump-TCPC 模型的 IVC 入口处释放 300 个粒子,计算并统计多相流细胞破坏因子(mBDI)和多相流粒子滞留时间(mPRT)。

　　不同时刻直、弯管 Pump-TCPC 模型中粒子 BDI 的分布如图 5-26 所示,粒子 BDI 和 PRT 的平均值和最大值见表 5-10。分析表 5-10 可知,各个时刻直、弯管道模型的平均 BDI 均小于 2%,大部分平均 PRT 也小于 0.6 s。仅在 0.75 s 时刻,弯管道模型的平均 PRT 大于 0.6 s。因此可以判断,轴流血泵工作时,直、弯管 Pump-TCPC 模型的溶血风险都较低。

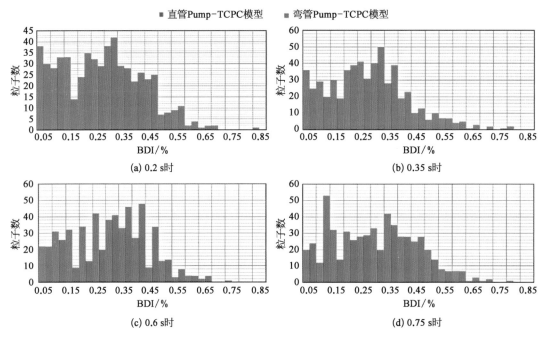

图 5-26　不同时刻直、弯管 Pump-TCPC 模型的单相流细胞破坏因子(BDI)统计

表 5-10　单相流模拟下直、弯管 Pump-TCPC 模型的溶血风险评价参数分析

时刻/s	平均 PRT/s		最大 PRT/s		平均 BDI/%		最大 BDI/%	
	直管道	弯管道	直管道	弯管道	直管道	弯管道	直管道	弯管道
0.2	0.41	0.53	1.64	1.07	0.24	0.25	0.82	0.64
0.35	0.34	0.42	2.20	1.25	0.22	0.26	0.77	0.71
0.6	0.38	0.58	1.07	1.61	0.24	0.29	0.71	0.65
0.75	0.52	0.77	1.24	1.45	0.28	0.25	0.76	0.67

　　接下来进行直、弯管 Pump-TCPC 模型溶血风险大小的比较,判断标准如下:BDI 和 PRT 越小代表溶血风险越低。从平均 BDI 指标分析,前三个时刻直管道模型优于弯管道模型,最后一个时刻相反。从最大 BDI 指标分析,四个时刻弯管道模型均优于直管道模

型。结合图 5-26d 分析可知,该现象仅由极少数粒子导致。从平均 PRT 指标分析,直管道模型在四个时刻都优于弯管道模型。从最大 PRT 指标分析,在 0.2 s 和 0.35 s 时刻,弯管道优于直管道模型,但是在另外两个时刻,直管道模型优于弯管道模型。综合四个指标分析可知,在单相流模拟下,直管 Pump-TCPC 模型的溶血风险更低。

不同时刻直、弯管 Pump-TCPC 模型中粒子 mBDI 的分布如图 5-27 所示,mBDI 和mPRT 的平均值和最大值见表 5-11。分析表 5-11 可知,各个时刻直、弯管道模型的平均 PRT 均大于 0.6 s,平均 mBDI 和最大 mBDI 均小于 2%。尽管粒子的平均滞留时间均超过风险阈值,但是血细胞在血泵之外的血管内运动时所受损伤较小,并且粒子的平均细胞破坏因子和最大细胞破坏因子均小于风险阈值。因此多相流模拟下依然可以得到直、弯管道模型的溶血风险均较低。

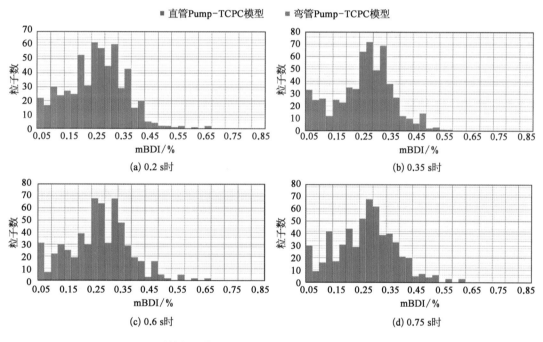

图 5-27　不同时刻直、弯管 Pump-TCPC 模型的多相流细胞破坏因子(mBDI)统计

表 5-11　多相流模拟下直、弯管 Pump-TCPC 模型的溶血风险评价参数分析

时刻/s	平均 mPRT/s		最大 mPRT/s		平均 mBDI/%		最大 mBDI/%	
	直管道	弯管道	直管道	弯管道	直管道	弯管道	直管道	弯管道
0.2	0.74	1.04	2.63	2.68	0.21	0.23	0.54	0.61
0.35	0.75	0.80	4.04	1.78	0.21	0.23	0.53	0.50
0.6	0.81	1.02	5.23	2.39	0.22	0.25	0.48	0.64
0.75	1.01	1.41	4.15	3.94	0.23	0.23	0.48	0.57

同样进行多相流模拟下直、弯管 Pump‑TCPC 模型溶血风险大小的比较。从平均 mBDI 和最大 mBDI 指标分析，大部分时刻，直管道模型更优。但有两个反例，一个是在 0.75 s，直、弯管道模型的平均 mBDI 相同。另一个是在 0.35 s，弯管道模型的最大 mBDI 指标更优，图 5‑27b 显示这一现象同样是由于极少数粒子导致的。从平均 mPRT 指标分析，各个时刻直管道模型更优，但对于最大 mPRT 指标，四个时刻弯管道模型均更优。综合四个指标分析，在多相流模拟下，同样可以得出直管 Pump‑TCPC 模型溶血风险更低的结论。

BDI 与 mBDI 以及 PRT 与 mPRT 的对比见表 5‑12 和表 5‑13。由表 5‑12 可知，平均 mBDI 与最大 mBDI 都比相对应的平均 BDI 与最大 BDI 小，且平均值与最大值的最大相对变化率分别为 17.8% 和 36.8%。由表 5‑13 可知，平均 mPRT 和最大 mPRT 都大于相对应的平均 PRT 和最大 PRT，且平均值和最大值的最大相对变化率分别为 120.6% 和 388.8%。即多相流模拟中粒子的滞留时间更久，但细胞受到的损伤更小。因为细胞破坏因子是通过应力和暴露时间在流线上的积分得到，所以可以得出多相流模拟对细胞所受到应力的估计更小。

表 5‑12　单相流细胞破坏因子(BDI)与多相流细胞破坏因子(mBDI)对比分析

时刻 /s	直管 Pump‑TCPC 模型						弯管 Pump‑TCPC 模型					
	平均值/%		rcr / %	最大值/%		rcr / %	平均值/%		rcr / %	最大值/%		rcr / %
	BDI	mBDI		BDI	mBDI		BDI	mBDI		BDI	mBDI	
0.2	0.24	0.21	12.5	0.82	0.54	34.1	0.25	0.23	8	0.64	0.61	4.7
0.35	0.22	0.21	4.5	0.77	0.53	31.2	0.26	0.23	11.5	0.71	0.50	29.6
0.6	0.24	0.22	8.3	0.71	0.48	32.4	0.29	0.25	13.8	0.65	0.64	1.5
0.75	0.28	0.23	17.8	0.76	0.48	36.8	0.25	0.23	8	0.67	0.57	14.9

注：rcr 表示相对变化率。

表 5‑13　单相流粒子滞留时间(PRT)与多相流粒子滞留时间(mPRT)对比分析

时刻 /s	直管 Pump‑TCPC 模型						弯管 Pump‑TCPC 模型					
	平均值/%		rcr / %	最大值/%		rcr / %	平均值/%		rcr / %	最大值/%		rcr / %
	PRT	mPRT		PRT	mPRT		PRT	mPRT		PRT	mPRT	
0.2	0.41	0.74	80.5	1.64	2.63	60.4	0.53	1.04	96.2	1.07	2.68	150.5
0.35	0.34	0.75	120.6	2.20	4.04	83.6	0.42	0.80	90.5	1.25	1.78	42.4
0.6	0.38	0.81	113.2	1.07	5.23	388.8	0.58	1.02	75.9	1.61	2.39	48.5
0.75	0.52	1.01	94.2	1.24	4.15	234.7	0.77	1.41	83.1	1.45	3.94	171.7

注：rcr 表示相对变化率。

5.5.5　研究结论

本节在单相流细胞破坏模型的基础上提出了多相流细胞破坏模型。分别对直、弯管 Pump‒TCPC 模型进行了多相流模拟,使用多相流细胞破坏模型进行溶血风险评估,将评价结果与单相流细胞破坏模型的评价结果对比,得出以下结论:

(1)通过多相流模拟所得流场与单相流结果一致,所得血细胞在轴流血泵内的分布与理论结果相符,证明了多相流模拟的可行性和有效性。

(2)单相流细胞破坏模型和多相流细胞破坏模型的评价结果都表明直管 Pump‒TCPC 模型优于弯管 Pump‒TCPC 模型,溶血风险更低。

(3)与单相流模拟相比,多相流模拟中粒子的滞留时间更久但细胞受到的损伤更小,多相流细胞破坏模型对细胞所受应力的估计更小。

5.6　总结与展望

本章运用计算机建模和计算流体力学仿真方法,通过压力-流量特性、能量指标、流场特性与流量分配、溶血与血栓风险等血液动力学参数分析,对动力辅助 Fontan 手术进行优化设计。对比植入动力辅助装置的全腔静脉-肺动脉连接(TCPC)几何结构的血液动力学参数,优化动力辅助 Fontan 手术设计;实现动力辅助装置在真实 Fontan 循环虚拟手术植入;对比不同 TCPC 外管道设计对植入轴流血泵的 TCPC(Pump‒TCPC)血液动力学参数的影响,优化术式选择;评估恒定转速泵和可变转速泵在 Pump‒TCPC 中溶血、血栓和血管损伤风险,选取适合真实病例的血泵输出特性;引入多相流理论,更新细胞破坏模型,提出新的溶血风险评估标准,并检验此标准的可行性与合理性。

本章在轴流血泵的仿真中引入多相流理论,提出了新的细胞破坏评价标准。此标准依据他人对离心叶片泵溶血试验参数的拟合估计给出,其对轴流血泵的支持性存在一定的疑问,并且用于验证该标准的模型较少,缺乏数据支持。在今后的研究中,应寻求用更多其他的血泵模型设计来对该参数进行验证与修正,同时增加溶血试验的开展,更好地实现评价标准的更新与验证。本章在真实病例 Fontan 循环中直观地显示了轴流血泵的虚拟植入,但真实情况下,轴流血泵的植入位置和植入方式可能与之有较大差距,在后续的研究中应继续探讨合理的 Fontan 循环布局与植入方式,实现虚拟手术的快速可视化。

参考文献

[1]　陈树宝,杨思源.小儿心脏病学[M].北京:人民卫生出版社,2012.

［2］ De Leval M R, Kilner P, Gewillig M, Bull C. Total cavopulmonary connection: a logical alternative to atriopulmonary connection for complex fontan operations, experimental studies and early clinical experience[J]. Journal of Thoracic and Cardiovascular Surgery,1988, 96(5): 682－695.

［3］ Throckmorton A L, Lim D S, Mcculloch M A, Jiang W, Song X, Allaire P E, Wood H G, Olsen D B. Computational design and experimental performance testing of an axial-flow pediatric ventricular assist device[J]. Asaio Journal, 2005, 51(5): 629－635.

［4］ Ansys Inc. Ansys Fluent 12.0 theory guide[Z]. 2011.

［5］ Tu J Y, Yeoh G H, Liu C Q,计算流体力学——从实践中学习[M].王晓冬,译.沈阳：东北大学出版社,2011.

［6］ Soerensen D D, Pekkan K, Zélicourt D D, Sharma S, Kanter K, Fogel M, Yoganathan A P. Introduction of a new optimized total cavopulmonary connection[J]. Annals of Thoracic Surgery, 2007, 83(6): 2182－2190.

［7］ Ryu K, Healy T M, Ensley A E, Sharma S, Lucas C, Yoganathan A P. Importance of accurate geometry in the study of the total cavopulmonary connection: computational simulations and in vitro experiments [J]. Annals of Biomedical Engineering, 2001(29): 844－853.

［8］ Chang Y, Gao B. Modeling and identification of an intra-aorta pump[J]. ASAIO Journal, 2010, 56 (6): 504－509.

［9］ Chopski S G, Downs E, Haggerty C M, Yoganathan A P, Throckmorton A L. Laser flow measurements in an idealized total cavopulmonary connection with mechanical circulatory assistance [J]. Artificial Organs, 2011, 35(11): 1052－1064.

［10］ Mitamura Y, Nakamura H, Sekine K, Kim D W, Yozu R, Kawada S, Okamoto E. Prediction of hemolysis in rotary blood pumps with computational fluid dynamics analysis[J]. Journal of Congestive Heart Failure and Circulatory Support, 2000, 1(4): 331－336.

［11］ Riemer R K, Amir G, Reichenbach S H, Reinhartz O. Mechanical support of total cavopulmonary connection with an axial flow pump[J]. Journal of Thoracic and Cardiovascular Surgery, 2005, 130(2): 351－354.

［12］ Ou C B, Huang W, Yuen M F, Qian Y. Hemodynamic modeling of leukocyte and erythrocyte transport and interactions in intracranial aneurysms by a multiphase approach[J]. Journal of Biomechanics, 2016, 49(14): 3476－3484.

［13］ Throckmorton A L, Tahir S A, Lopes S P, Rangus O M, Sciolino M G. Steady and transient flow analysis of a magnetically levitated pediatric vad: time varying boundary conditions[J]. International Journal of Artificial Organs, 2013, 36(10): 693－699.

［14］ Pauls J P, Stevens M C, Schummy E, Tansley G, Fraser J F, Timms D, Gregory S D. In vitro comparison of active and passive physiological control systems for biventricular assist devices[J]. Annals of Biomedical Engineering, 2016, 44(5): 1370－1380.

［15］ Wang D, Jones C, Ballard-Croft C, Zhao J, Zhao G, Topaz S, Zwischen-Berger J B. Development of a double lumen cannula for a percutaneous rvad[J]. ASAIO Journal,2015, 61(4): 397－402.

［16］ Throckmorton A L, Kapadia J Y, Chopski S G, Bhavsar S S, Moskowitz W B, Gullquist S D, Gangemi J J, Haggerty C M, Yoganathan A P. Numerical, hydraulic, and hemolytic evaluation of an intravascular axial flow blood pump to mechanically support fontan patients[J]. Annals of Biomedical Engineering, 2011, 39(1): 324－336.

［17］ Throckmorton A L, Ballman K K, Myers C D, Frankel S H, Brown J W, Rodefeld M D. Performance of a 3-bladed propeller pump to provide cavopulmonary assist in the failing fontan circulation[J]. Annals of Thoracic Surgery, 2008, 86(4): 1343－1347.

［18］ Gregoric I D, Bruckner B A, Jacob L, Loyalka P, Kar B, La Francesca S, Myers T, Frazier O H. Techniques and complications of tandemheart ventricular assist device insertion during cardiac procedures [J]. ASAIO Journal, 2009, 55(3): 251－254.

［19］ Kennington J R, Frankel S H, Chen J, Koenig S C, Sobieski M A, Giridharan G A, Rodefeld M D. Design optimization and performance studies of an adult scale viscous impeller pump for powered fontan in an idealized total cavopulmonary connection[J]. Cardiovascular Engineering and Technology, 2011, 2 (4): 237－243.

［20］ Xiang J P, Natarajan S K, Tremmel M, Ma D, Mocco J, Hopkins L N, Siddiqui A H, Levy E I, Meng H. Hemodynamic-morphologic discriminants for intracranial aneurysm rupture[J]. Stroke, 2011, 42 (1): 144－152.

［21］ Kung E, Baretta A, Baker C, et al. Predictive modeling of the virtual hemi-fontan operation for second stage single ventricle palliation: two patient-specific cases[J]. Journal of Biomechanics, 2013, 46(2): 423 – 429.

[22]　Sundareswaran K S, Pekkan K, Dasi L P, Whitehead K, Sharma S, Kanter K R, Fogel M A, Yoganathan A P. The total cavopulmonary connection resistance: a significant impact on single ventricle hemodynamics at rest and exercise [J]. American Journal of Physiology: Heart and Circulatory Physiology, 2008, 295(6): H2427.

[23]　Jung J, Hassanein A, Lyczkowski R W. Hemodynamic computation using multiphase flow dynamics in a right coronary artery[J]. Annals of Biomedical Engineering, 2006, 34(3): 393 – 407.

[24]　Fraser K H, Zhang T, Taskin M E, Griffith B P, Wu Z J. A quantitative comparison of mechanical blood damage parameters in rotary ventricular assist devices: shear stress, exposure time and hemolysis index [J]. Journal of Biomechanical Engineering, 2012, 134(8): 1 – 11.

[25]　Yano T, Sekine K, Mitoh A, Mitamura Y, Okamoto E, Kim D, Nishimura I, Murabayashi S, Yozu R. An estimation method of hemolysis within an axial flow blood pump by computational fluid dynamics analysis[J]. Artificial Organs, 2003, 27(10): 920 – 925.

[26]　Xia D D, Zhao C Z, Zhang X W, Bai J. Computational fluid dynamics modeling and hemolysis analysis of axial blood pumps with various impeller structures[J]. Progress in Natural Science, 2007, 16(9): 993 – 997.

[27]　Bhavsar S S, Moskowitz W B, Throckmorton A L. Interaction of an idealized cavopulmonary circulation with mechanical circulatory assist using an intravascular rotary blood pump[J]. Artificial Organs, 2010, 34(10): 816 – 827.

[28]　Quemada D. Rheology of concentrated disperse systems Ⅱ: a model for non-newtonian shear viscosity in steady flows[J]. Rheologica Acta, 1978, 17(6): 632 – 642.

[29]　Van Weert C L M. Numerical and experimental analysis of shear-induced migration in suspension flow [J]. Bollettino Della Società Italiana Di Biologia Sperimentale, 1996, 32(1 – 2): 1084 – 1089.

[30]　Blackshear P L, Dorman F D, Steinbach J. Some mechanical effects that influence hemolysis [J]. Transactions American Society for Artificial Internal Organs, 1965(11): 112 – 117.

[31]　Melka B, Gracka M, Adamczyk W, Rojczyk M, Golda A, Nowak A J, Bialecki R A, Ostrowski Z. Multiphase simulation of blood flow within main thoracic arteries of 8-year-old child with coarctation of the aorta[J]. Heat & Mass Transfer, 2017, 54: 2405 – 2413.

[32]　Pop G, Duncker D J, Gardien M, Vranckx P, Slager C J. The clinical significance of whole blood viscosity in (cardio)vascular medicine[J]. Netherlands Heart Journal Monthly, 2002, 10(12): 512 – 516.